AF391538

TRAITÉ DE MAGNÉTISME

LOIS PHYSIQUES DU MAGNETISME

Polarité humaine

TRAITÉ

EXPÉRIMENTAL ET THÉRAPEUTIQUE

DE

MAGNÉTISME

avec figures dans le texte

Cours professé à la *Clinique du Magnétisme*

en 1885-86,

par H. DURVILLE

2me édition

PARIS

LIBRAIRIE DU MAGNÉTISME

5, BOULEVARD DU TEMPLE, 5

Novembre 1886

HISTORIQUE DE LA POLARITÉ

Le magnétisme était connu de l'antiquité, mais c'est seulement depuis 4 siècles qu'il est étudié en Europe. Plus de 40,000 ouvrages publiés en latin, en français, en anglais, en allemand, en italien, etc., surtout depuis un siècle, pour, sur ou contre le magnétisme, attestent suffisamment son importance.

Jusqu'à présent, on ignorait les lois qui régissent son action ; et pourtant, quelques auteurs ont supposé ou entrevu la polarité humaine.

— Dans ses volumineux ouvrages publiés sous le titre de *Opera omnia*, 3 volumes in-folio, Genève 1658, Paracelse nous donne quelques notions dont j'ai vérifié l'exactitude. Mesmer et son élève d'Eslon ont également pensé que le corps humain est polarisé, mais ils ne l'ont pas démontré. (Voir, *Mémoire sur la découverte du magnétisme animal*, par M. Mesmer, in-16, Paris et Genève, 1779, p.76; *Mémoire de F.-A. Mesmer, sur ses découvertes*, in-12, Paris, an VIII, p. 52 ; *Mémoires et aphorismes de Mesmer, suivis des procédés de d'Eslon*, nouvelle édition, publiée par J.-J. A. Ricard, in-16, Paris 1847, p. 208). Reichenbach est le premier auteur qui a démontré la polarité du corps humain et le mode d'action de quelques uns des agents que j'ai étudiés. Il a consigné ses découvertes dans deux ouvrages : *Recherches physico-physiologiques sur un nouvel agent impondérable*, Vienne, 1851 ; *Lettres odiques-magnétiques*. Ces deux ouvrages furent publiés en allemand. Le dernier fut traduit en français et publié par Cahagnet, in-16, Paris, 1853. Dans son ouvrage *The Harbinger of Health*, in-12, New-York, 1862, p. 87, le célèbre voyant A.-J. Davis, conçoit une théorie très hypothétique de la polarité du corps humain. Sous le titre *Médical magnétism and the healer magnétic*, le docteur indien Bi Seeta Nath Ghose, de Calcutta, expose une théorie originale de la polarité, dans les nᵒˢ de mai et décembre 1883, janvier et mars 1884, du Journal *The Theosophist*.

Quelques électriciens ont affirmé que le corps humain est chargé d'électricité, et que cette électricité est négative. Le docteur Stein, de Francfort, à déduit de différentes expériences, que le corps humain possède une tension électrique d'une certaine énergie et que cette électricité est positive (l'*Electricité*, 20 décembre 1880). Le docteur W. H. Stone a mesuré la tension électrique d'un pied à l'autre, d'une main à l'autre, et observé des *signes de polarisation* qui donnent lieu à une force électro-motrice (*Revue scientifique*, 7 novembre 1885 ; *Cosmos*, 28 juin 1886).

J'ignorai la théorie de ces auteurs quand, il y a environ deux ans, je m'aperçus que la même main ne produit pas les mêmes effets sur les deux côtés du corps. En cherchant la raison de ce phénomène, je reconnus bientôt que la main droite est agréable à gauche, désagréable à droite : et réciproquement, que la gauche est agréable à droite, désagréable à gauche. Je remarquai en même temps que sur quelques malades, ces sensations sont accompagnées d'attraction et de répulsion. Je venais de reconnaître la polarité humaine et l'analogie du magnétisme humain avec le magnétisme des aimants. Je commençai alors une série d'expériences avec les aimants et reconnus bientôt que le pôle austral produit des effets analogues à ceux de la main droite; que le pôle boréal en produit d'analogues à ceux de la main gauche.

J'entrepris alors de vérifier les expériences de Reichenbach, que je trouvai en partie exactes. En octobre 1885, j'exposai dans le *Journal du Magnétisme*, sous le titre *Polarité*, une esquisse très-imparfaite de théorie. J'étendis mes expériences aux divers corps ou agents de la nature; et, en me basant sur les effets connus de l'aimant et sur l'électro-chimie, je pus, dans le numéro de janvier 1886 du même journal, formuler les lois qui régissent les phénomènes du magnétisme humain.

Depuis le mois de mai de 1885, jusqu'à ce jour, j'ai démontré les phénomènes de la polarité aux élèves de mes cours et aux auditeurs de mes séances expérimentales, au fur et à mesure que je les observais.

Plus de 2,000 personnes en ont été témoins.

Avant que ma théorie ne fut établie par un nombre suffisant d'expériences, un de mes élèves publia *Démonstration expérimentale des lois et phénomènes de la polarité du corps humain* (anonyme), brochure in-4, de 14 pages, Paris, août et décembre 1885. En août 1886, le même auteur (M. Ch. Dècle, qui ne garde plus l'anonyme), publia, en collaboration avec M. le docteur Chazarain, une brochure ayant pour titre *Découverte de la polarité humaine*, in-8° de 29 pages. Dans ces deux publications, l'auteur s'attribue, sans me citer, la « découverte » dont il a puisé chez moi tous les éléments.

Les théories exposées dans tous les ouvrages cités, sont contradictoires entre elles, et ne reposent que sur

des hypothèses ou sur un nombre insuffisant d'expériences. Dans les brochures de M. Dècle, ma théorie,
mutilée et dénaturée, ne repose sur aucune base. Seul,
l'auteur des *Lettres odiques* a établi une théorie qui
est à peu près conforme à celle que j'expose
dans le cours de cet ouvrage. Seulement, Reichenbach
a vu dans le corps humain des axes polaires qui n'existent pas, et n'a pas vu tous ceux qui existent; d'autre
part, la dénomination des pôles ou côtés latéraux du
corps humain et des forces qu'il étudie, est inverse
à la mienne, parce qu'il considère le pôle boréal de la
terre comme étant positif, tandis que je démontre qu'il
est négatif. Il s'en suit donc que j'appelle *positifs* les
pôles que Reichenbach appelle *négatifs*; et réciproquement, *négatifs* ceux qu'il nomme *positifs*.

Novembre 1886.

CONSIDÉRATIONS GÉNÉRALES

Quand les astres qui gravitent autour de nous sont attirés les uns vers les autres ; quand l'influence du soleil et de la lune se fait sentir sur le mouvement des mers, sur la santé des hommes, sur le développement des végétaux et sur tout ce qui vit à la surface du globe ; quand les émanations des plantes peuvent nous causer la joie, la tristesse, la maladie, la mort même ; quand tout s'enchaîne par des lois qui subordonnent les effets aux causes ; enfin, quand tout dans la nature prouve qu'il existe entre tous les êtres un échange continuel d'arômes, d'effluves, de fluides qui rendent celui-ci tributaire de celui-là ; peut-on méconnaître chez l'homme l'existence de cette force qu'il reconnaît partout autour de lui ?

Non ! dans les actes de la vie commune, nous en trouvons la preuve la plus évidente si nous observons nos sensations.

— Quand deux individus s'approchent, il se produit de part et d'autre une sorte de rayonnement de leur personnalité dont la conséquence est, pour chacun d'eux, une impression qui est souvent trop faible pour être appréciable, mais qui devient quelquefois assez forte pour être perçue par les organes des sens.

La pensée qui s'élabore mystérieusement dans les profondeurs de la masse cérébrale peut se communiquer. — Je suis en face d'une personne qui m'est familière, il me vient une idée qui se réfléchit chez elle, et si je lui annonce l'objet de ma pensée, j'obtiens souvent une réponse analogue à celle-ci : *Ce que vous me dites, j'y pensais, j'allais vous en parler.*

Certains besoins que l'on satisfait excitent chez ceux qui nous entourent un besoin analogue : Vous riez, vous bâillez, aussitôt plusieurs personnes éprouvent le besoin de rire, de bâiller.

En proie à une profonde mélancolie, si vous pénétrez dans une société où tout respire la joie et le contentement, vous devenez bientôt gai ; le contraire se produit d'une façon identique dans des conditions opposées.

Ceux qui ne comprennent pas les phénomènes du magnétisme, attribuent ces effets à l'imitation, sans se rendre compte que l'imitation n'est que l'effet d'une cause qui leur échappe.

L'exemple même devient contagieux ; la joie se communique comme la tristesse, la vertu comme le vice, la santé comme la maladie. La croyance populaire justifie d'ailleurs cette vérité par le proverbe : *Dis-moi qui tu hantes, je te dirai qui tu es.*

Comme l'intention, le désir n'agit-il pas effectivement sur nous-mêmes ? — Il se transmet de l'un à l'autre en raison de sa véhémence ; et vous savez tous qu'il est des cas où cette communication porte des impressions si vives que la vertu, pour en éviter les effets, ne peut trouver de refuge assuré que dans une fuite précipitée.

Quand l'âme pense, un mouvement cérébral se produit. Ce mouvement qui se transmet au système nerveux ne s'éteint pas à la surface du corps, il franchit l'air ambiant, frappe les organismes qui se trouvent dans la sphère de son action ; et, sans se dénaturer, arrive au cerveau par le trajet des nerfs, où la même pensée, le même besoin, le même désir se reproduit automatiquement.

C'est assurément là la cause physique des émotions populaires, des terreurs paniques, et de bien d'autres effets que l'on peut observer dans les sociétés particulières.

Dans un autre ordre d'idées, le plus fort a un ascendant sur le plus faible, et celui-ci est souvent heureux de se faire un protecteur de celui-là. Tout dans la nature tend à s'équilibrer. L'être faible et languissant paraît puiser de la force chez les êtres robustes qui l'entourent ; c'est pour cette raison que l'enfant se plaît tant dans les bras de sa mère, et que le malade épuisé par de longues souffrances éprouve du bien-être, du plaisir, en présence d'un ami sympathique.

Nous pouvons nous rendre compte de cette influence dans les affections contagieuses. Ce n'est pas par son beau côté qu'elle est évidente pour tout le monde, mais l'analogie conduit sans efforts à des résultats plus satisfaisants

Les faits qui se rattachent à des causes analogues sont innombrables. Il suffit de s'observer et d'observer les autres, d'étudier la nature des sensations que l'on éprouve dans les différentes circonstances de la vie, pour avoir bientôt la certitude que tous les phénomènes que l'on attribue si improprement au hasard, sont dûs à cette cause unique : l'*influence réciproque que les individus exercent les uns sur les autres.*

Le naturaliste nous affirme que les animaux sentent à des distances considérables l'approche de leurs ennemis, qu'ils sont saisis d'épouvante à l'approche d'un danger que rien ne nous fait prévoir, que le loup agit sur le chien à plusieurs lieues de distance et le fait hurler; et nous savons tous que le serpent, du pied d'un chêne, fascine l'oiseau qui repose sur sa cime et l'attire à lui, que l'épervier, du haut des airs, engourdit la timide alouette.

Chez les végétaux, la fécondation de certaines espèces est inexplicable sans admettre une sorte d'attraction que les individus de sexe différent exercent les uns sur les autres; et cela, à des distances considérables.

Jusque dans le régne minéral nous trouvons des analogies frappantes. Les métaux ou les effluves métalliques s'attirent et agglomèrent leurs molécules dans les entrailles de la terre; deux cordes tendues au même degré vibrent à l'unisson quand l'une d'elles est mise en mouvement; deux pendules de même longueur mis en mouvement l'un après l'autre s'accordent bientôt pour osciller d'une façon uniforme ; les corps électrisés s'attirent ou se repoussent à distance ; en un mot, nous voyons déjà que tout dans la nature obéit aux lois mystérieuses d'un *magnétisme universel* et que tous les corps possèdent, à des degrés divers, la propriété d'agir sur les corps environnants.

Cette force nous donne sur nous-mêmes et sur ceux qui nous entourent un pouvoir d'une immense étendue. C'est par elle que nous pouvons soulager nos maux et les maux de ceux qui nous entourent, sans recourir aux poisons de la thérapeutique moderne. Que cette vérité soit bien comprise et l'art de guérir atteindra bientôt sa perfection. Alors, l'intervention d'une main étrangère et plus exercée ne sera plus nécessaire que dans les cas, assez rares, où l'invasion du mal est aussi rapide qu'inattendue. Les maladies que l'on considère comme les plus rebelles disparaîtront comme par enchantement, et la moitié de l'humanité ne traînera plus une vie languissante sans que l'on puisse en alléger le fardeau.

Tout être humain possède en lui l'énergie suffisante pour guérir ou soulager les maux qui l'affectent. Cette énergie est également suffisante pour guérir ou soulager les maux de ceux qui nous entourent. L'HOMME PEUT ÊTRE LE MÉDECIN DE SA FEMME ; CELLE-CI, LE MÉDECIN DE SON MARI ET DE SES ENFANTS. *Toutes les forces, tous les corps ou agents de la nature peuvent nous servir d'auxiliaires.*

C'est ce que je vais tâcher de vous démontrer dans un style simple, exempt de toute prétention scientifique.

Je ne vous donnerai que les éléments de cette science nouvelle ; mais ces éléments suffiront pour guider vos premiers essais. Vous obtiendrez un résultat qui dépassera vos espérances, et l'expérience qui en sera la conséquence, suppléera bientôt à l'insuffisance de mon enseignement.

Quand les principes que je vais exposer vous seront démontrés, j'ose espérer que vous serez animés, comme je le suis, du noble désir de soulager vos semblables. S'il en est ainsi, ma tâche sera remplie et je serai heureux d'avoir contribué à vous mettre en état d'exercer la plus belle des facultés que l'auteur de la nature ait donnée à l'homme.

PREMIÈRE PARTIE

DÉMONSTRATION

DÉFINITION DU MAGNÉTISME

Il existe dans la nature une force universellement répandue qui a échappé jusqu'à présent à toute analyse rigoureusement scientifique.

Cette force sature, imprégne, pénétre ou traverse tous les corps ou agents de la nature et se mofidie plus ou moins, selon la nature du milieu, du corps qu'elle sature, imprègne, pénètre ou traverse.

En raison de l'analogie qu'elle présente avec l'aimant, on peut désigner cette force sous le nom de *magnétisme*.

L'étude du magnétisme embrasse la nature entière et se divise en :

Magnétisme humain (action de l'homme);

Zoomagnétisme ou *magnétisme animal* (des animaux);

Magnétisme végétal (des végétaux);

Magnétisme minéral (des minéraux);

Magnétisme terrestre (de la terre);

Aimant (magnétisme de l');

Magnétisme électrique ou électricité;

Magnétisme calorifique (du calorique);

Magnétisme lumineux (de la lumière);

Magnétisme colorifique (des couleurs);

Magnétisme sonore (du son),

Etc., etc..

La force magnétique n'est pas également répandue dans tous les corps.

Tous les corps agissent par rayonnement les uns sur les autres et s'imprègnent réciproquement.

Le magnétisme est l'action que les corps ou les individus exercent ou peuvent exercer les uns sur les autres.

Dirigé sur le corps humain, le magnétisme possède une action curative capable de guérir toutes les maladies qui ne sont pas la conséquence de lésions trop profondes de l'organisme.

L'immutabilité des lois qui régissent son action en rend l'application aussi facile à l'homme des champs qu'au savant.

Cette médecine deviendra la médecine du pauvre comme celle du riche; chacun pourra l'appliquer sans dépense sur soi et sur les siens, car les forces de la nature appartiennent à tous.

On peut désigner cette thérapeutique nouvelle sous le nom de *magnétisme* ou de *médecine magnétique.*

EFFETS

Pour constater les effets du magnétisme, il faut une pierre de touche, un réactif quelconque. S'il peut guérir ou soulager nos maux, les malades sont naturellement désignés comme sujets d'expériences, et le magnétisme humain doit servir de base au système que je vais vous exposer.

Tous les malades sont plus ou moins sensibles à son action, mais un certain nombre de personnes dont la santé parait équilibrée, y sont également très sensibles.

Sur les uns et sur les autres, les effets se divisent en effets généraux communs au plus grand nombre, en effets particuliers inhérents à la nature de chaque individu.

Ces effets se font sentir à des degrés divers

sur tous les tempéraments, sans distinction d'âge et de sexe.

Je ne parlerai que des effets généraux.

Chez les malades, ils augmentent les forces médicatrices de la nature et contribuent puissamment à rétablir l'équilibre qui constitue la santé.

On peut calmer ou exciter. Chez la généralité des malades et suivant les cas, l'action calmante élève ou abaisse la température du corps, augmente ou diminue la sensibilité de façon à ramener ces fonctions à leur état normal et élève légèrement la force musculaire ; l'action excitante élève toujours la température, augmente la sensibilité et la force musculaire. L'action calmante se traduit encore par une impression de fraîcheur, de légèreté, de bien-être ; l'action excitante produit au contraire, en raison directe de la sensibilité des sujets, malaise plus ou moins grand, chaleur, agacement, oppression, palpitations, céphalalgie, somnolence, sommeil, somnambulisme, contracture partielle ou générale.

SOMMEIL MAGNÉTIQUE

Le sommeil magnétique, vulgairement dit *somnambulisme*, ne s'obtient que sur un petit nombre de sujets. Il présente quatre caractères généraux : 1° les paupières sont ordinairement closes, les globes oculaires convulsés généralement en haut et en dedans ; 2° isolement, c'est-à-dire que le bruit le plus intense n'impressionne pas l'ouïe du somnambule, quoiqu'il puisse entendre, même à voix basse et à une certaine distance la voix du magnétiseur et celle des personnes avec lesquelles il est mis en rapport par le contact ; 3° insensibilité ; 4° oubli au réveil.

Au point de vue expérimental, le sommeil magnétique présente trois états, ou pour mieux dire trois phases distinctes : *catalepsie*, *somnambulisme*, *léthargie*. Je ne parle de ces états que pour mémoire, car au point de vue thérapeutique ils sont sans importance. L'état somnambulique est l'état ordinaire de ce sommeil provoqué : la lucidité ou clairvoyance magnétique est le plus curieux de ses attributs.

Tous les sujets ne sont pas lucides, et la meilleure lucidité n'est pas constante. Quand le lucide est en bonnes dispositions, il peut voir sans le secours des yeux, à distance et à travers les corps opaques, découvrir les secrets les plus cachés du cœur humain, prévoir les évènements futurs; et, ce qui est plus utile encore, connaître la nature, la cause, les symptômes du mal qui l'affecte ou qui affecte les personnes avec lesquelles il est mis en rapport. De plus, sans posséder aucune notion de la valeur thérapeutique des médicaments, il indique, sans aucun effort, le remède le plus efficace à opposer à l'invasion du mal.

Beaucoup de magnétiseurs cherchent à obtenir le somnambulisme afin d'être guidés dans la direction du traitement par la lucidité qui peut se développer chez le malade. Je n'y attache qu'une importance secondaire, reconnaissant que, si la lucidité du malade peut être utile à sa guérison, elle peut aussi quelquefois nous induire en erreur. D'ailleurs, dans la plupart des cas, les malades somnambules ne guérissent pas plus vite que ceux qui ne le sont pas. D'un autre côté, le somnambulisme étant par lui-même un effet d'excitation, il est souvent dangereux de chercher à l'obtenir chez les personnes d'une sensibilité faible ou moyenne, surtout quand le cerveau est le siége d'une excitation quelconque.

HYPNOTISME

Un autre état de sommeil peut être provoqué chez le plus grand nombre des sujets magnétiques sous l'influence de divers excitants. Le plus simple de ces excitants est un objet brillant, un bouchon de carafe, une petite glace, la pointe d'un couteau que l'on fait fixer au sujet. Sous l'influence du strabisme convergent, déterminé par la fixité des rayons visuels sur un même point, il se produit une fatigue cérébrale dont la conséquence est un sommeil particulier qui présente certaines analogies avec le précédent : c'est le sommeil hypnotique.

Malgré ces analogies, les caractères différentiels des deux états sont nombreux, voici les principaux :

1° Dans le sommeil magnétique, le sujet est passif; il est au contraire essentiellement actif en hypnotisme;

2° La transmission de la pensée, la vision sans le secours des yeux, l'instinct des remèdes existent souvent en magnétisme, tandis qu'on ne trouve rien d'analogue en hypnotisme;

3° Le magnétisme est une force étrangère à la personne du sujet. C'est un agent vital, curatif, dont on peut constater méthodiquement les effets, et qui ne saurait être nuisible qu'appliqué brutalement et sans connaissance de cause; l'hypnotisme, au contraire, agit chez le sujet par dérivation. Les forces vitales sont attirées vers un point quelconque au détriment du reste de l'organisme. Cet état, quoique pouvant modifier momentanément les symptômes du sujet malade, tend généralement à perpétuer, quelquefois à aggraver l'état maladif;

4° En magnétisme le sujet est généralement isolé, il ne l'est pas en hypnotisme;

5° En magnétisme, le sujet est influencé par toutes les forces, corps ou agents de la nature; en hypnotisme il n'est pas actionné par le magnétisme humain et par le zoomagnétisme.

Comme le sommeil magnétique, le sommeil hypnotique présente trois phases différentes : *catalepsie, somnambulisme, léthargie.*

Au point de vue expérimental, les effets physiologiques que l'on produit dans les phases correspondantes des deux états, sont de même nature, mais ils ne se présentent pas avec la même intensité, et les moyens employés pour les produire sont différents.

Choisissons la phase somnambulique pour objet de démonstration.

Dans cette phase, l'action magnétique se produit à distance, les doigts dirigés en pointe, ou par le contact avec un ou plusieurs doigts. En hypnotisme, on agit au moyen d'excitations mécaniques très légères : le frôlement des barbes d'une plume, un léger courant d'air lancé par un soufflet, un rayon lumineux, etc., etc.. Quand ces excitations sont dirigées sur un muscle ou sur les nerfs qui l'animent, on obtient la contracture de ce muscle.

Exemple :

Présentons la main droite au front d'un bon sujet (la mienne, la vôtre ou la sienne), celui-ci tombera bientôt dans la période somnambulique du magnétisme. Dirigeons alors nos doigts en pointe vers la partie médiane du biceps droit, nous verrons l'avant-bras se plier sur le bras et y rester dans un état complet de contracture. Avançons l'un de nos doigts à un centimètre de distance vers le grand zygomatique, ce muscle entrera en contracture et donnera à la figure, de ce côté seulement, l'expression très prononcée du rire. Tâchons d'agir de l'autre côté du corps sur les muscles correspondants, soit avec les barbes d'une plume, soit avec le soufflet, nous n'observerons même pas un tressaillement. Portons encore l'action de la plume ou celle du soufflet sur les muscles contracturés,

efforts inutiles : *la contracture magnétique
ne cède que sous l'action des procédés magnétiques.*

Faisons cesser ces contractures par voie
de dégagement et réveillons le sujet en plaçant la main ~~droite~~ *gauche* au front (la mienne, la
vôtre ou la sienne). Après quelques minutes
de repos, prions-le de regarder un objet
brillant que nous lui mettrons dans la
main; et pour ne pas l'influencer magnétiquement, ce qui produirait un état mixte,
retirons-nous à 5 ou 6 pas. Au bout de 15 à
20 secondes, la main du sujet tombera doucement sur ses genoux, les paupières s'a-
baisseront, il entrera dans la phase somnambulique du sommeil hypnotique. Comme dans
l'expérience précédente, essayons d'exciter
les mêmes muscles avec les doigts dirigés
en pointe, à une distance de quelques centimètres, ou par un frôlement léger, pratiqué
avec un ou plusieurs doigts ; le sujet restera
impassible, tout en ayant conscience de l'impuissance de nos moyens. Prenons le soufflet, lançons un léger courant d'air sur les
mêmes muscles, la contracture se produira
presque instantanément. Nous pouvons encore chercher à la faire cesser par les procédés magnétiques — dégagement, passes,

malaxation, souffle chaud ou froid —, efforts inutiles : *la contracture hypnotique ne cède que sous l'action des procédés hypnotiques.*

L'expérience terminée, réveillons le sujet. Soufflons d'abord avec la bouche plus ou moins fort sur son front, ou plaçons-y la main gauche, nul effet ne se produira. Prenons maintenant le soufflet et dirigeons son action vers le même point, le réveil se produira rapidement. — *L'action magnétique ne réveille pas le sujet hypnotisé; et réciproquement, tous les moyens hypnotiques restent sans aucun effet sur le sujet magnétisé.*

Ces deux états ne s'observent pas dans toute leur pureté chez tous les sujets. Quelques-uns d'entre eux, quoique endormis par les procédés hypnotiques, restent sensibles à l'action du magnétisme humain. On pourrait conclure que l'état hypnotique s'obtient plus rarement qu'on ne le pense et que beaucoup des sujets que l'on considère comme sujets hypnotiques, sont réellement des sujets magnétiques.

Ces effets suffisent pour démontrer que le magnétisme et l'hypnotisme sont deux ordres de phénomènes différents, et qu'il est impossible de les confondre sous une même dénomination.

L'hypnotisme n'étant pas régi par les lois du magnétisme et ne le considérant pas comme pouvant être utile à la généralité des malades, je n'en parlerai plus.

Je ne dirai rien de la suggestion si bruyamment pratiquée depuis quelques années, car elle ne peut guère servir qu'à la science et à la curiosité.

LES LOIS DU MAGNÉTISME

L'expérience démontre l'existence de deux causes distinctes dans la production des effets du magnétisme humain : 1° une cause physiologique, vitale régie par des lois physiques ; 2° une cause psychique se manifestant soit spontanément sans que nous en ayons conscience, soit sous l'influence de la pensée et de la volonté.

L'action psychique ne joue pas un rôle aussi important que les magnétiseurs l'ont pensé jusqu'à présent. Tous les effets qui sont sous la dépendance des lois physiques s'obtiennent normalement sans le secours de la volonté et même malgré la volonté la plus fortement exprimée, tandis qu'un certain nombre d'effets psychiques peuvent être obtenus par excitation physique.

La psychologie du magnétisme humain nous est scientifiquement inconnue, et les phénomènes qui sont sous sa dépendance, ne se produisent que très rarement avec toute la précision désirable. Malgré cela, on ne doit pas considérer cette cause comme une quantité négligeable, mais au contraire observer son fonctionnement et tâcher d'en découvrir les lois.

N'étant pas encore suffisamment éclairé sur le rôle que l'âme et les actes volontaires jouent dans la magnétisation expérimentale et thérapeutique, je n'en parlerai pas dans cette édition.

LES LOIS PHYSIQUES ET LA POLARITÉ

Le corps humain est polarisé. Il représente un assemblage d'aimants en forme de fer à cheval se divisant en deux ordres : 1° polarité d'ensemble; 2° polarité secondaire.

L'axe principal nous divise de droite à gauche. La ligne de force se trouve sur les côtés latéraux, le point neutre au sommet de la tête, l'extrémité des pôles aux mains et aux pieds. Un autre axe inversement disposé nous divise de l'avant à l'arrière. La ligne de force est sur la ligne médiane — le milieu du front, le sternum, le nombril, la colonne vertébrale, le sommet de l'occiput —, le point neutre est au périnée, l'extrémité des pôles au front et au sommet de l'occiput (nuque). Le côté droit — tête, tronc, bras, jambe — et le devant du corps sont positifs ; le côté gauche — tête, tronc, bras, jambe — et le derrière sont négatifs. Ces deux axes constituent la polarité d'ensemble.

La polarité secondaire est surtout inhérente aux doigts, aux bras et aux jambes. — Les deux bras et les deux jambes sont positifs du côté du petit doigt, négatifs du côté du pouce. — Les doigts présentent également une polarité nettement caractérisée. Ils sont positifs du côté externe (côté de l'oriculaire), négatif du côté interne (côté du pouce).

Les lois physiques du magnétisme humain reposent sur cette polarité. Ces lois sont analogues ou identiques à celles qui régissent les actions des aimants.

On peut les formuler ainsi :

1re *loi. Les pôles de même nom repoussent excitent, endorment ; les pôles de nom contraire attirent, calment, réveillent.*

2° *loi. Ces actions se produisent en raison inverse du carré des distances.*

Ces lois s'affirment et se vérifient par l'aimant, par le magnétisme humain et par toutes les forces, corps ou agents de la nature qui agissent à distance sur le corps humain.

C'est ce que je vais tâcher de démontrer expérimentalement.

Je m'étendrai aussi longuement que possible sur le magnétisme humain; mais en raison de l'exiguïté du cadre dans lequel je me renferme, je ne donnerai qu'un aperçu de l'action des aimants, du magnétisme terrestre, du zoomagnétisme, de l'action des végétaux, de celle des minéraux, de la lumière et des couleurs, de l'électricité, du calorique et du son.

DÉMONSTRATION

PAR LE MAGNÉTISME HUMAIN ET PAR L'AIMANT.

En dehors de l'électricité, les qualifications de *positif* et *négatif* sont peu employées pour désigner deux modalités différentes d'une même force. Elles ont d'ailleurs quelque chose de vague qui tient de la convention et les physiciens eux-mêmes ne sont pas d'accord sur leur emploi. Ainsi, les uns considèrent le pôle austral de l'aimant comme négatif (le plus grand nombre des allemands, des anglais, des américains), tandis que d'autres affirment au contraire qu'il est positif (le plus grand nombre des français); mais, les uns et les autres se contentent ordinairement de les désigner sous les qualificatifs de pôle N ou austral, pôle S ou boréal.

En prenant l'électricité pour base et pour terme de comparaison, je vais démontrer que le pôle austral est positif, le boréal négatif et par la même raison, justifier de la qualification que je donne aux pôles opposés au corps humain.

L'électricité et l'aimant sont deux forces qui présentent entre elles quelques analogies. — *Les pôles ou fluides de même nom se repoussent, les pôles ou fluides de nom contraire s'attirent.* — 1° L'électricité négative attire le pôle austral de l'aiguille aimantée et repousse le boréal; réciproquement, l'électricité positive attire le pôle boréal et repousse l'austral.

2° Si l'on enroule un fil de cuivre autour d'un barreau d'acier, relié aux deux pôles de la pile et que l'on fasse passer le courant, le barreau se trouve aimanté. Le pôle austral est placé vers le pôle négatif de la pile, le boréal, vers le positif.

3° Si l'on soumet une solution saline à l'action d'un courant voltaïque, les acides sont transportés au pôle +; les bases, c'est-à-dire les alcalis, au pôle —. Si l'on fait plonger pendant quelques instants les électrodes d'une pile dans deux verres d'eau en les reliant entre-eux pour établir le circuit, l'eau du verre où plonge l'électrode-+-devient acidulée, fraîche au goût : et celle de l'autre verre devient alcaline, tiède, fade.

Si l'on expose deux verres d'eau à quelques centimètres des pôles d'un aimant, au bout de 4 à 5 minutes l'eau qui est exposée au pôle austral prend un goût acide, frais, léger; tandis que celle qui est exposée au pôle boréal devient alcaline, tiède, fade.

Il y a donc concordance de nature avec le pôle-+-ou positif de la pile et avec le pôle austral de l'aimant qui communiquent à l'eau un goût acide, frais, léger; avec le pôle — ou négatif de la pile et avec le pôle boréal de l'aimant qui lui communiquent un goût alcalin, tiède, fade.

Par ces simples rapprochements, il devient évident que le pôle austral de l'aimant est positif, le boréal négatif, et qu'on peut leur appliquer les mêmes signes + et — comme aux pôles de la pile.

Examinons maintenant les propriétés du magnétisme humain.

Si nous tenons pendant 4 à 5 minutes un verre d'eau dans chaque main ou que nous dirigions simplement nos doigts en pointe au dessus du liquide sans le toucher, l'eau du verre de la main droite prend un goût acide, frais, léger; celle du verre de l'autre main devient au contraire alcaline, tiède, fade, nauséeuse.

Il y a donc encore concordance de nature entre le pôle + ou positif de la pile, le pôle +, positif ou austral de l'aimant et la main droite qui communiquent à la substance exposée à leur action un goût acide; entre le pôle — ou négatif de la pile, le pôle —, négatif ou boréal de l'aimant et la main gauche qui lui communiquent au contraire un goût alcalin.

Si ces actions électro et magnéto-chimiques sont réelles, le magnétisme humain présente de grandes analogies avec l'électricité et avec l'aimant, et l'action de ces forces convenablement dirigée doit se faire sentir sur le corps humain.

En effet, présentons à 10 ou 20 centimètres de distance le pôle + ou positif d'un barreau aimanté à la partie interne ou externe du bras droit d'une personne sensible, disons comme Reichembach, d'un *sensitif*, et voyons ce qui se produira. Au bont d'un temps d'autant moins long que le sujet est plus sensitif, le bras éprouve de la répulsion, de l'excitation et entre en contracture. Dirigeons maintenant

vers le même bras contracturé, le pôle — ou
négatif de l'aimant, nous observerons de l'attraction, du calme et la contracture disparaîtra. Les mêmes phénomènes se produiront
sur la jambe droite sous les mêmes influen-
ces. Le bras et la jambe gauches seront au
contraire repoussés, contracturés par l'action
du pôle négatif; attirés, résolus par celle du
positif.

Si nous dirigeons le pôle positif de l'aimant
sur le côté droit de la poitrine, le sujet éprouvera répulsion, oppression, chaleur, malaise,
palpitations et tombera en somnambulisme.
Les mêmes effets d'excitation seraient égale-
lement obtenus par l'action du pôle négatif
sur le côté gauche. Dans cet état, avançons
le pôle positif sur le côté gauche, ou le négatif
sur le droit, le sujet éprouvera attraction, dégagement, fraîcheur, bien être et le réveil se
produira.

Ces effets sont plus rapidement obtenus si
nous nous servons d'un aimant en fer à cheval d'un écartement de 18 à 20 centimètres
qui nous permette d'actionner en même
temps les deux côtés du corps.

Agissons maintenant *personnellement* avec
nos mains en évitant toute action oculaire,

volontaire ou suggestive qui pourrait nuire à la production des effets.

— La main droite dans la droite produit répulsion, chaleur, contracture ; la gauche dans la droite, attraction, fraîcheur, résolution. La main droite sur le côté droit de la poitrine, soit en contact, soit à une distance de 10 à 20 centimètres repousse, oppresse, excite, endort ; la gauche sur le même côté attire, calme, dégage, réveille. En un mot, sur les mêmes parties du corps, la main droite produit tous les effets du pôle positif de l'aimant, la gauche, tous ceux du négatif. Que vous présentiez votre main au sujet ou qu'il vous présente la sienne, les effets sont identiques.

Si nous magnétisons avec les pieds, nous reconnaissons que leur action, quoique de même nature, est beaucoup plus énergique que celle des mains. Le pied droit, par exemple, sur tout le côté gauche calme plus rapidement et produit plus de bien-être que la main correspondante ; sur le côté droit, il produit plus rapidement du malaise et de l'excitation.

Expérimentons avec les yeux :
Bouchez votre œil gauche et regardez fixe-

ment avec le droit dans l'œil droit du sujet, vous produirez rapidement une impression d'inquiétude, de répulsion, de malaise; la vue se troublera, les yeux se fermeront et le somnambulisme se déclarera. Fixez maintenant avec le même œil le côté gauche de la figure, vous produirez attraction, réveil et le calme se rétablira. Fixez toujours avec le même œil le côté droit de la poitrine, répulsion, oppression, palpitations; en un mot, divers phénomènes d'excitation qui disparaitront si vous le dirigez sur le côté gauche. Le même rayon visuel dirigé sur la partie interne ou externe du bras droit contracture; sur la même partie du bras gauche, décontracture.

Votre œil gauche produira les mêmes effets dans les mêmes conditions d'opposition.

L'action des yeux est généralement moins énergique que celle des mains (1).

Ces phénomènes démontrent jusqu'à l'évidence que le corps humain est polarisé de droite à gauche, qu'il est soumis à l'action

(1) Pourtant, quelques magnétiseurs, Donato est du nombre, agissent presque exclusivement par l'influence du regard. Chez les personnes d'une sensibilité faible ou moyenne, qui se soumettent pour la première fois à des expériences magnétiques, cette action détermine un état particulier : c'est la fascination qui présente certaines analogies avec l'état cataleptique du sommeil magnétique. Quand l'expérience est répétée plusieurs fois, l'état de fascination disparaît pour faire place à la catalepsie pure ou au somnambulisme.

de l'aimant, que le côté droit est positif, le gauche négatif, et que deux corps humains agissent l'un sur l'autre à la façon des aimants.

Pour désigner cette polarité on peut donc appliquer aux côtés latéraux du corps humain les signes $+$ et $-$ comme aux pôles de la pile et à ceux des aimants (Fig. 1).

Observons rapidement l'axe diamétral qui nous divise de l'avant à l'arrière :

— Plaçons la main droite à quelques centimètres du milieu du front du sujet, nous obtiendrons répulsion, céphalalgie, malaise, chaleur, occlusion des yeux, sommeil ; la main gauche, au contraire produira attraction, dégagement, bien-être, fraîcheur, réveil. La main droite qui endort an front réveille à la nuque ; la gauche qui réveille au front, endort à la nuque.

Sur le milieu de la poitrine, la main droite repousse, oppresse, endort et son action prolongée amène la contracture générale ; la gauche fait cesser la contracture, attire, calme, réveille.

Puisque la main droite excite au front quand la gauche calme, que la même main droite calme à la nuque quand la gauche

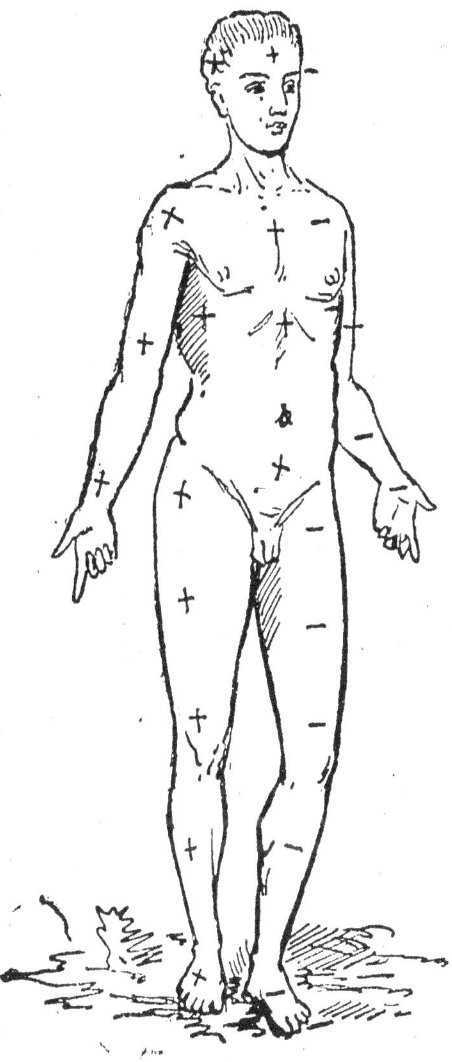

FIG. 1. — POLARITÉ D'ENSEMBLE.

excite, il est évident que, sur une certaine largeur, le devant du corps est positif comme la main droite, le derrière négatif comme la main gauche et qu'on peut leur appliquer les mêmes signes + et — (fig. 1).

La polarité d'ensemble du corps humain

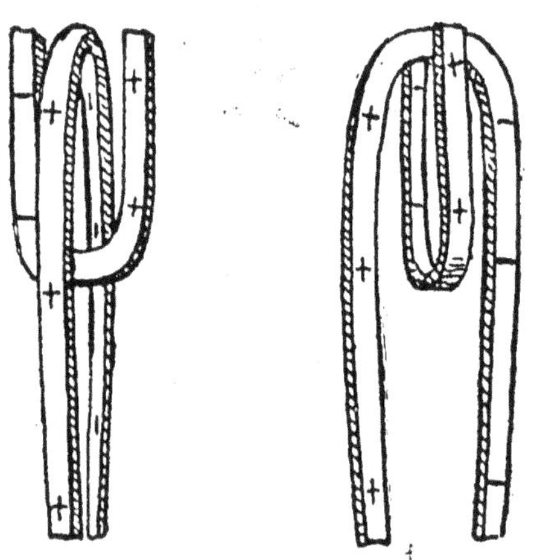

FIG. 2.

nous représente donc deux aimants en fer à cheval dont les pôles sont inversement disposés (fig. 2).

Passons le plus vite possible à l'examen de la polarité secondaire en commençant par un bras :

—Prenons un barreau faiblement aimanté et dirigeons le pôle positif sur la ligne du petit doigt, la contracture se déclare. Sous l'action du pôle négatif du même côté, la contracture cesse. Les mêmes effets se produisent sur la ligne du pouce dans les mêmes conditions d'opposition : contracture sous l'action du pôle négatif, résolution sous celle du positif.

Effets analogues mais plus rapides si nous nous servons d'un aimant en fer à cheval de 5 à 6 centimètres d'écartement, avec lequel nous actionnons en même temps les deux côtés du bras. Les effets sont de même nature sur les deux bras et sur les deux jambes, mais ils ne se produisent pas avec la même rapidité.

Considérant les bras et les jambes comme des unités, nous observons qu'ils sont positifs du côté du petit doigt, négatifs du côté du pouce (fig. 3). Toutefois, si je peux m'exprimer ainsi, les membres droits sont *plus positifs que négatifs ;* ceux de gauche, au contraire, *plus négatifs que positifs.* Sur les membres droits, la contracture se produit plus rapidement sur le côté du petit doigt avec le pôle positif de l'aimant que sur le côté du pouce avec le négatif. C'est l'inverse qui a lieu sur les membres gauches.

Les mains sont également polarisées de l'intérieur à l'extérieur.

— L'intérieur (la paume) de la main droite est positif comme nous l'avons constaté, car il endort rapidement le sujet au front; l'extérieur (le dessus) est *faiblement négatif*, car si nous le présentons au front du sujet, celui-ci éprouve d'abord un effet peu appréciable, puis lentement, le réveil se produit. A l'inverse de la main droite, l'intérieur de la gauche est négatif, extérieur faiblement positif.

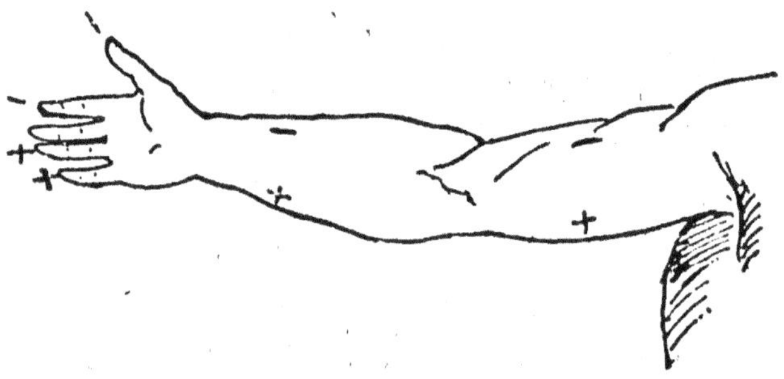

Fig. 3.

Un simple coup d'œil sur les doigts :

— Dirigeons le pôle positif d'un aimant très faible sur le côté externe d'un doigt quelconque, (côté du petit doigt) nous obtenons une contracture qui cesse sous l'influence du même pôle sur le côté interne (côté du pouce) ou par celle du pôle opposé sur le même

3.

côté. Il en est de même pour tous les doigts des mains et des pieds. Le côté externe du doigt, est positif, le côté interne négatif (fig. 4).

Cette polarité secondaire est très peu importante au point de vue expérimental ; elle l'est moins encore en thérapeutique, surtout quand les bras et les jambes ne sont pas affectés. L'observation nous démontre que la polarité du doitg s'efface devant celle de la main, et que celle-ci disparaît presque complètement devant la polarité d'ensemble.

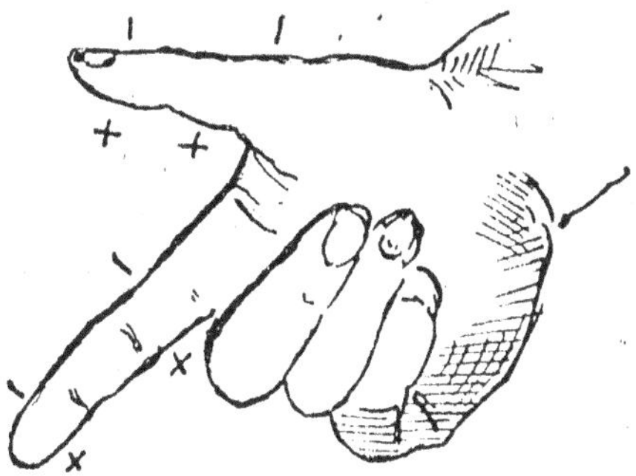

Fig. 4.

Contrairement à ce que pensent la généralité des magnétiseurs et à ce que je pensais moi-même avant d'avoir découvert les lois de la polarité, le principe vital ne semble jouer aucun rôle dans la production des effets magnétiques.

Le corps privé de vie ou une partie quelconque détachée du corps est encore rempli, saturé ou traversé par cette force particulière que nous venons de constater dans le corps humain vivant et dans l'aimant, et que nous trouverons avec des intensités différentes dans tous les corps, jusque dans la nature inorganique.

Que la vie ait été brisée par une cause accidentelle, ou quelle se soit éteinte naturellement dans l'âge le plus avancé de la décrépitude, il ne reste plus rien dans le corps inanimé de ce qui était motilité, contractilité, sensibilité; ou pourtant, il produira encore ces divers effets sur nos sensitifs. Ces effets se traduiront suivant la loi générale, par du calme ou de l'excitation; mais ils seront moins énergiques, car le calorique, qui agit aussi polairement, n'est plus là pour fournir son contingent d'action à l'action purement matérielle du corps.

Si ces effets de calme et d'excitation, quoique moins énergiques sont de même nature, il est évident que pendant la vie ils étaient inhérents à une propriété de la matière inconnue jusqu'à présent, que le principe vital ne se communiquait pas d'un individu à l'autre, que l'âme n'y prenait aucune part, et que les manifestations de la volonté devaient nécessairement demeurer sans effet.

Cette démonstration aussi nouvelle qu'inattendue est facile à faire, quoique étant généralement peu agréable au plus grand nombre des sensitifs.

Prenons par exemple un squelette monté pour l'étude de la charpente du corps humain, et confions-lui les fonctions que nous remplissions tout à l'heure, c'est-à-dire celles de magnétiseur.

Que cet étrange opérateur soit nu ou recouvert d'un voile épais, que notre sensitif sache ou ignore qui ou quoi va l'actionner, l'effet sera le même.

Invitez le sujet à placer sa main droite sur le bras droit du squelette, soit en contact, soit à une distance de quelques centimètres, le bras du sujet entrera en contracture.

Priez-le maintenant de transporter ce bras contracturé sur le bras gauche du squelette, la résolution se produira. Si le sujet met sa main droite sur le front de ce magnétiseur improvisé, vous observerez contracture de la main, répulsion, malaise, chaleur, sommeil. Dans cet état, si vous transportez la main contracturée sur la nuque ou la main gauche sur le front, vous observerez au contraire, attraction, fraîcheur, calme, résolution, réveil.

Poursuivons nos investigations, nous observerons encore bien des analogies que le corps humain présente avec l'aimant.

Si nous brisons un aimant en 2, 4, 10, 100 morceaux, nous obtenons instantanément autant d'aimants complets ayant chacun sa ligne neutre et ses pôles opposés. Eh bien, enlevons les vis et les ressorts qui maintiennent à leur place respective tous les os du squelette, nous observerons avec une certaine stupéfaction que chacun de ces éléments de notre charpente constitue un aimant complet. Prenons par exemple l'humérus droit qui appartient au côté positif du corps, nous pourrons constater que la partie inférieure, c'est-à-dire vers l'articulation du coude est positive comme l'extrémité de la main, et qu'à l'articulation de l'épaule, elle est devenue négative. Exemple : Présentons cet aimant d'un nouveau genre par l'extrémité inférieure (+) au front du sujet, nous observons répulsion, céphalalgie, excitation, sommeil; tandis que l'extrémité supérieure (—) produit au contraire attraction, dégagement, calme, réveil.

La polarité est de même nature chez l'homme et chez la femme; mais on observe une modalité différente.

Cette modalité se met en évidence par les expériences suivantes : — Choisissons deux sensitifs de sexe différent et deux personnes de sexe également différent qui rempliront le rôle d'opérateur. Que l'homme magnétise deux verres d'eau, l'un avec la main droite, l'autre avec la gauche et qu'on les donne à déguster à nos sujets. La femme trouvera l'eau de la main droite acidulée, fraiche, l'homme la trouvera également acidulée, moins fraiche, et conséquemment moins agréable; celle de la main gauche paraîtra alcaline, tiède, fade à la femme; alcaline, plus tiède, plus fade et conséquemment plus désagréable à l'homme. Que la femme, magnétise à son tour, de la même façon et pendant le même temps, deux verres de la même eau, et qu'on les donne à déguster. L'homme la trouvera plus agréable que celle de tout à l'heure, la femme, moins agréable.

Interrogeons la nature d'une autre façon : — Qu'un homme et une femme dont la santé est également équilibrée magnétisent un sujet féminin pendant le même temps et par les mêmes procédés, celui-ci trouvera l'action de l'homme plus agréable que celle de la femme. Si nous répétons cette expérience sur un homme, il préférera au contraire l'action de la femme.

Il en est de même pour celui qui magnétise.

Une troisième série d'expériences mettra mieux encore en évidence cette sorte d'antithèse polaire des deux sexes : — Choisissons deux sujets de sexe différent, plaçons la femme à la droite de l'homme et demandons-leur comment ils se trouvent dans cette situation. Ils nous répondront tous les deux que sans être mal, ils ne sont pas parfaitement bien. Faisons changer de place l'un des sujets de façon que la femme soit à gauche de l'homme, ce qui, en France, du moins, est conforme à l'usage, ils nous diront bientôt qu'ils sont beaucoup plus à leur aise que dans le premier cas.

Pourtant, dans ces deux situations, les sujets sont en position hétéronome, c'est-à-dire qu'ils se présentent réciproquement leurs côtés ou pôles de nom contraire.

L'aimant, le magnétisme terrestre, l'électricité et les autres corps ou agents de la nature ne mettent pas en évidence cette modalité de la polarité humaine.

La polarité des gauchers est inverse. J'ignore comment elle se comporte chez les ambidextres.

Automagnétisation. — Nous venons de constater l'existence d'une force particulière du corps humain qui rayonne constamment autour de lui.

Nous avons remarqué que cette force nous permet d'agir physiquement les uns sur les autres, ou du moins, d'agir d'une façon très appréciable sur quelques personnes d'une nervosité spéciale. Les actions de cette force étant bien démontrées, il semble tout indiqué que l'homme qui agit sur un autre homme peut agir sur lui-même dans les mêmes conditions.

Nous savons que ceux qui éprouvent une douleur plus au moins intense localisée dans une partie quelconque du corps, portent d'une façon instinctive la main (l'une ou l'autre) sur le siège du mal et l'y maintiennent plus ou moins longtemps, soit dans l'immobilité, soit en opérant une sorte de friction. Si cette opération est prolongée, nous pouvons facilement admettre que le malade en éprouve une modification qui ne saurait être qu'un déplacement ou un allègement de la douleur. L'action de la main aurait donc eu pour conséquence un changement plus ou moins appréciable dans l'état œsthésiogène de la partie douloureuse. Le calme ou l'excitation résultant de l'application de l'une ou l'autre main sur le siège de la douleur doit se produire en raison directe de la sensibilité du malade; et pour celui qui est peu sensible, la modification est inappréciable dans un court espace de temps.

Pour que nous puissions comprendre si réellement l'homme peut exercer une action sur lui-même, il est indispensable que nous choisissions un malade d'une grande sensibilité ou un sensitif dont les forces vitales sont à peu près équilibrées.

Avec un sujet de cette nature, voyons ce que nous obtiendrons : — Si nous prions le sujet de présenter sa main droite à son front, nous observerons bientôt que la main et le haut du corps se repoussent réciproquement, que la main et le bras sont le siège d'une excitation qui se traduit bientôt par de la contracture, que les paupières s'abaissent et que le sommeil se déclare. Prenons maintenant la main gauche, plaçons-la entre le front et la main contracturée, et prions le sujet de la maintenir dans cette position.

Nous ne tarderons pas à voir la contracture disparaître, le bras droit retomber lourdement; et pendant que la main gauche et le haut du corps seront réciproquement attirés l'un vers l'autre, le réveil accompagné de fraicheur agréable se produira. Les effets seront les mêmes si le sujet agit sur la nuque dans les mêmes conditions d'opposition. Dans le premier cas, si nous avions laissé l'action se prolonger après la production du sommeil, la contracture aurait envahi tout l'organisme, et le sujet serait devenu impuissant à la faire cesser. Dans le second, le calme et le bien-être augmenteraient sensiblement.

Que le sujet place sa main droite sur le côté droit de la poitrine, il éprouve chaleur, oppression; qu'il y place la gauche, le malaise se transforme en fraicheur agréable et en dégagement.

Les mêmes effets de contracture et de résolution, de sommeil et de réveil, d'excitation et de calme se produisent sur toutes les parties du corps où le sujet peut, sans fatigue, appliquer l'une ou l'autre main.

Les effets que le sujet produit sur lui-même, quoique de même nature, sont moins énergiques que ceux d'une autre personne et le laissent sous une impression moins agréable.

Ces quelques expériences suffisent pour démontrer que si l'homme peut agir physiquement sur son semblable, il peut aussi agir sur lui-même. Les lois qui régissent les actions de l'homme sur lui-même sont les mêmes que celles qui régissent les actions de l'homme sur son semblable.

Tous les effets que nous avons constatés jusqu'à présent, paraissent tenir exclusivement à une cause physique agissant en dehors du concours de la pensée et de la volonté. Si ce double élément que les anciens magnétiseurs considéraient comme le levier du magnétisme exerce une action quelconque, nous pourrons nous en rendre compte dans les expériences suivantes : — Au moyen d'une montre à secondes, calculons le temps nécessaire à la production d'un effet quelconque, soit contracture ou résolution, soit sommeil ou réveil, sans le vouloir, même sans y penser. Cherchons ensuite à reproduire le même effet avec la ferme volonté d'agir mieux et plus vite, puis voulons le plus énergiquement possible que le même effet ne se produise pas ou se produise moins vite; et varions les expériences à l'infini, nous constaterons toujours que dans les mêmes conditions physiques, tous les effets s'obtiennent avec la même intensité dans un même espace de temps.

L'attention, la pensée, la volonté ne jouent donc aucun rôle dans la production des effets physiques du magnétisme humain.

Aimantation. — Terminons cet exposé par une dernière expérience que chaque personne pourra faire sur elle-même à titre de curiosité : — Nous savons qu'en mettant un barreau d'acier en contact avec les pôles d'un aimant, ce barreau s'aimante. Le pôle positif du nouvel aimant se trouve sur le négatif de l'ancien ; et réciproquement, le négatif sur le positif. Si la polarité que je crois vous avoir démontrée est vraie, si le corps humain présente tant d'analogies avec l'aimant, l'aimantation doit pouvoir se produire au contact de certaines parties. — L'aimantation a lieu. Elle se produit de différentes façons sur divers endroits du corps, mais plus rapidement vers les extrémités. Un des moyens les plus simples est celui-ci : — Prenez un ruban d'acier très léger, de préférence un fragment de ressort de montre long de 9 à 10 centimètres. Maintenez-le à l'un des poignets à l'aide d'un ruban, de telle façon que les extrémités se trouvent sur les lignes du pouce et du petit doigt. Au bout de 15 à 30 heures, retirez le fragment d'acier, vous pourrez constater qu'il est aimanté. Le côté négatif aura été déterminé par le côté du petit doigt, le positif, par celui du pouce, ce qui est conforme aux lois de l'aimantation par influence.

MAGNÉTISME TERRESTRE.

Nous savons qu'un certain nombre de personnes se couchent de préférence sur le côté droit, la tête dirigée vers le nord.

Nous savons également que beaucoup des personnes qui fréquentent l'église y éprouvent des palpitations, de l'oppression, de la céphalalgie, de l'agacement; en un mot, divers malaises qui subsistent souvent la plus grande partie de la journée.

Les personnes qui dorment à droite, la tête au nord, sont précisément les mêmes que celles qui éprouvent des malaises à l'église : ce sont des sensitifs qui peuvent servir à toutes nos expériences.

Comme ces phénomènes sont constants, qu'ils se produisent sur un nombre relativement grand d'individus, il est impossible de les attribuer à l'imagination, à l'ennui ou à une mauvaise disposition. Ils sont donc la conséquence d'une cause physique, d'une force quelconque étrangère à la personne des patients qui les sature ou les traverse et les impressionne péniblement.

On sait que la terre est un aimant ou qu'elle agit à la façon d'un aimant sur d'autres aimants, que le pôle nord ou boréal est négatif puisqu'il attire le pôle positif de l'aiguille aimantée ; et réciproquement, que le pôle sud ou austral est positif.

Puisque le corps humain est polarisé, qu'il est soumis à l'action de l'aimant, il doit fatalement être influencé par le courant magnétique de la terre. C'est ce que l'expérience va nous démontrer. — Pour cela, armons-nous d'une boussole qui nous permettra de nous orienter conformément au méridien magnétique. Prenons ensuite pour sujet d'expérience une des personnes qui ne dorment que sur le coté droit, la tête au nord, qui éprouvent du malaise à l'église, et commençons avec elle une double série d'expériences : d'abord dans la position verticale, c'est-à-dire debout ou assise ; puis dans la position horizontale, c'est-à-dire couchée sur les différents côtés, la tête successivement tournée vers les quatre points cardinaux.

1re *Série*. — *Position verticale*. — Plaçons le sujet successivement la face vers les quatre points cardinaux et prions-le d'observer les sensations qu'il éprouvera.—1° *Face à l'est* : le sujet éprouve bientôt vertiges, palpitations, agacement, lourdeur de tête, engourdissement; en un mot, malaise général. 2° *Face à l'ouest* : tous les symptômes précédents disparaissent rapidement et le calme se rétablit. 3° *Face au nord* : impression moins agréable que dans la situation précédente, sans toutefois être désagréable. 4° *Face au sud* : impression désagréable sans toutefois être aussi désagréable que face à l'est.

Nous remarquons que dans la première situation, c'est-à-dire face à l'est, le sujet éprouve du malaise, et que dans la situation opposée, il éprouve au contraire du bien-être. Les lois de la polarité nous expliquent ce phénomène étrange. —Quand la face est tournée vers l'est, le côté gauche négatif est dirigé vers le nord de la terre qui est négatif; il y a position isonome qui se traduit fatalement par un malaise d'autant plus grand que le sujet est plus sensible; tandis que la situation opposée, position hétéronome, produit immédiatement calme et bien-être.

Si les deux axes polaires qui nous divisent de droite à gauche et de l'avant à l'arrière agissaient avec une égale intensité, le sujet serait aussi mal face au sud que face à l'est, aussi bien face au nord que face à l'ouest; mais l'impression est plus désagréable à l'est qu'au sud, plus agréable à l'ouest qu'au nord, ce qui nous indique que l'axe latéral joue dans l'organisme un rôle plus important que l'autre.

Par une tradition dont les prêtres eux-mêmes ignorent aujourd'hui la signification, les églises — à l'exception de quelques-unes des grandes villes où la situation du terrain n'a pas permis de les bâtir autrement — sont orientées de façon que le prêtre et les fidèles aient la face tournée vers l'orient, comme pour rendre hommage, à la façon des anciens, à l'astre du jour qui s'élève à l'horizon. Or, nous venons de constater que cette position est, entre toutes, la plus désagréable, pour la raison que l'on présente son côté gauche négatif au pôle négatif de la terre.

Un sujet très sensible sent parfaitement le courant qui le traverse et s'oriente sans tâtonnement aussi exactement qu'on le ferait avec la boussole, n'importe en quel lieu qu'il se trouve et à toute heure du jour ou de la nuit. La

face tournée vers l'est, il éprouve invariablement du malaise, tandis que du côté opposé
il éprouve toujours du calme et du bien-être.
Cette dernière position est celle que prend
un aimant en fer à cheval, monté sur un pivot
ou suspendu vers son point neutre par un
fil sans torsion ; c'est-à-dire que le côté austral de l'aimant qui représente notre côté droit,
se tourne toujours au nord.

Conclusion pratique : Quand on travaille
ou qu'on se repose, debout ou assis, se placer
face à l'ouest, ou en cas d'impossibilité, face
au nord. Cette indication n'est pas sans importance. Si tous les individus ne paraissent
pas sensibles à cette action, il est probable
qu'il n'en existe aucun qui y soit complètement insensible. J'ai observé que certains
malades n'éprouvaient rien d'appréciable pendant un quart d'heure dans une position isonome où je les avais placés et qu'à table, par
exemple, ils éprouvaient du malaise au bout
d'une demi-heure, tandis qu'ils n'éprouvaient
rien de semblable en restant trois fois plus
longtemps dans une position hétéronome.

On peut multiplier à l'infini les expériences
de cette nature, et le résultat sera toujours le
même.

— Isolons le courant magnétique du globe

4.

au moyen d'une tige de fer, de verre ou de
bois, longue d'un mètre environ, plaçons cette
tige sur une table, dans la direction du méridien magnétique, nous obtenons un courant d'une certaine énergie; et conformément ou aux lois de la polarité, le pôle austral ou positif de la tige se trouve vers le nord,
le pôle boréal ou négatif vers le sud.
1° Plaçons un verre d'eau à chaque extrémité
de cet appareil d'un nouveau genre, au bout
de quelques minutes, le verre qui est au nord
de la tige prendra un goût acide, frais léger,
comme si nous l'avions magnétisé avec la
main droite, ou exposé au pôle austral de l'aimant ou au pôle positif de la pile; le verre
qui est au sud prendra un goût alcalin, tiède,
fade, nauséeux, comme si nous l'avions magnétisé avec la main gauche, ou exposé au
pôle boréal de l'aimant ou au pôle négatif de
la pile. 2° Plaçons le sujet de façon qu'il puisse
présenter sa main droite au nord, sa gauche
au sud de la même tige, il éprouvera bientôt
de la tiédeur dans les deux mains, malaise
général, et enfin, contracture des deux bras
s'il est doué d'une grande sensibilité. Plaçons-le dans une situation opposée, c'est-
à-dire main droite au sud, main gauche au
nord, le calme reviendra rapidement et la con-

tracture cessera. Dans le premier cas, il y a position, isonome ; dans le second position hétéronome. 3° Au lieu d'utiliser les mains du sujet, plaçons-le debout, face à l'ouest, prenons la baguette à la main, et toujours dans la direction du méridien magnéti- que, promenons-la doucement de la tête aux pieds, le côté nord sur le côté gauche du su- jet ; il y a position hétéronome, aussi le sujet n'éprouve rien de désagréable. Passons de l'autre côté du sujet, de façon à présenter .e sud de la tige à son côté droit, il reste dans les mêmes conditions d'opposition et la sensation est toujours agréable. Si au con- traire, nous le faisons tourner face à l'est, il se trouve en position isonome, et d'un côté comme de l'autre, l'impression est dé- sagréable.

2° Série. — *Position horizontale.* — 1° Tête au nord : sur le côté droit, tendance à un sommeil agréable, respiration libre, le sujet se trouve très bien ; sur le côté gauche, op- pression, palpitations, nausées, le sujet se trouve très mal ; sur l'abdomen, assez bien malgré la fatigue de la position ; sur le dos, mal. La raison de ces impressions est facile à comprendre, Dans la première position, le côté droit positif repose sur le pôle négatif de la terre, position hétéronome ; sur le côté opposé, position isonome. Il en est de même des deux autres positions. 2° Tête au sud : sur le côté droit, un peu d'oppression ; sur gauche, beaucoup d'oppression, nausées, palpitations ; sur dos ét sur abdomen, oppression, malaise. 3° Tête à l'est : sur le dos, la tête est légère, la respiration libre, et quoique la position soit généralement un péu fatiguante, le sujet se trouve très bien ; sur abdomen, oppression, maux de tête, très mal ; sur côté gauche, mal ; sur droit, assez bien. 4° Tête à l'ouest : sur côté droit, pas très bien ; sur gauche, très mal ; sur dos, mal ; sur abdomen, bien.

Il résulte de cés 16 positions différentes que celles que l'on doit choisir de préférence sont : tête au nord quand on dort sur le côté droit, tête à l'est, quand on dort sur le dos.

Un certain nombre de personnes en bonne santé sont sensibles à cette action ; le plus grand nombre des malades y sont très sensibles. Il suffit souvent d'orienter leur lit conformément aux indtcations précédentes pour produire un soulagement immédiat.

Couché sur le côté, tête au nord ou tête au sud, les rapports de polarité nous paraissent être identiques et les impressions devraient être les mêmes; mais nous voyons qu'il n'en est rien. Des courants plus ou moins intenses circulent dans le corps humain. Ces courants sont certainement analogues à ceux que l'on observe dans la pile et dans les aimants; mais quels sont leurs rapports avec le magnétisme de la terre? C'est ce que j'ignore encore.... Dans tous les cas, l'orientation tête au nord, nous est indiquée par l'aimant. Prenons un aimant léger, courbé en fer à cheval; équilibrons-le sur un pivot disposé *ad hoc*, soit à plat sur les deux branches, soit de champ sur l'une ou l'autre branche ; quelle que soit la position qu'on lui donne, l'extrémité des pôles se tourne invariablement vers le sud. Or, l'extrémité des pôles latéraux du corps humain étant les pieds, il est naturel qu'un sujet sensible soit mieux quand il se trouve dans cette direction.

Paracelse nous a déjà affirmé que si l'on couchait un homme dans une barque abandonnée à elle-même sur une eau complètement calme, la barque s'orienterait de telle façon que l'homme se placerait dans la direction du méridien, les pieds vers le sud, ce qui est conforme à l'expérience précédente.

Dans tous les cas, il est évident que le magnétisme de la terre agit sur le corps humain, que l'action qu'il exerce peut-être calmante ou exitante selon la position que l'on prend par rapport au courant; et que, par conséquent, cette action peut-être utile ou nuisible à notre bien-être et à notre santé.

ZOOMAGNÉTISME.

Nous savons que certains animaux exercent une action fascinatrice sur d'autres animaux pour s'en saisir et les dévorer.

Nous savons aussi que la faculté inhérente à la nature de l'individu lui permet de choisir l'aliment qui lui convient quand sa santé est équilibrée. Il est probable, comme quelques auteurs l'affirment, qu'il est également apte à choisir ce qui lui est utile en cas de maladie. Mais, peut-il agir magnétiquement sur son semblable; et avant tout, est-il doué de propriétés magnétiques? — On l'ignore.

Plusieurs auteurs on pourtant signalé des guérisons de rhumatismes, douleurs ou autres affections par le contact plus ou moins prolongé d'un chat ou d'un chien sur la partie malade. (V. *Journal du magnétisme,* t. 23, n° 12). Si les guérisons citées sont vraies, et si elles sont réellement dûes à l'action des animaux couchés sur le mal, il est évident que l'animal exerce une action sur nous. En vertu de quelles lois se produit cette action?— On l'ignore encore.

Pour constater cette action et formuler les lois qui la régissent, il fallait une pierre de touche, un réactif quelconque. Ce réactif, nous le trouvons dans la personne de nos sensitifs.

— Priez un bon sensitif de placer sur lui un petit chien, un chat, un lapin, et de prendre dans ses mains les deux pattes antérieures de l'animal, de telle façon que la patte droite soit dans la main gauche, la gauche dans la droite. Le sensitif trouvera ce contact agréable. Au bout de quelques instants, priez-le de porter la patte droite à son front, soit en contact, soit à une distance de quelques centimètres, vous observerez bientôt, répulsion, malaise, sommeil ; priez-le maintenant de retirer la patte droite et de placer la gauche dans les mêmes conditions, vous verrez se produire attraction, bien-être, réveil.

Variez les expériences. — Que votre sensitif place sa main droite sur une partie quelconque du côté droit de l'animal, il y aura malaise, chaleur, contracture. Faites faire demi-tour à l'animal de façon qu'il vienne présenter une partie quelconque de son côté gauche au bras contracturé du sujet, celui-ci éprouvera bientôt bien-être, fraicheur, résolution.

En explorant ainsi toutes les parties du corps, vous reconnaîtrez qu'il présente une polarité d'ensemble et une polarité secondaire analogues à la polarité humaine. Vous reconnaîtrez égalment que tous les quadradèpes, les oiseaux, les reptiles, les poissons, les crustacés sont polarisés de la même façon et que leur contact ou leur approche produit sur nous des effets analogues à ceux du corps humain. Les reptiles (sans pieds) et les poissons ne présentent pas de polarité secondaire.

Nous pouvons nous rendre compte si le principe vital de l'animal est pour quelque chose dans la production des effets. Pour cela, répétons les expériences que nous avons faites sur le squelette humain. Prenons un poulet prêt à mettre à la broche, un gigot de mouton, un cœur de veau ou un un pied de cochon, nous obtiendrons des effets de contracture ou de résolution; de malaise ou de bien-être analogues à ceux que nous obtenons sur les mêmes parties de l'animal vivant.

Poursuivons nos investigations, et la serviette sous le menton, expérimentons sur le poulet rôti. Nous reconnaîtrons bientôt qu'il exerce encore une action sur le sensitif et que cette action est aussi énergique qu'avant la cuisson. Découpons-le, chaque morceau, chaque muscle, Chaque os se comporteront comme les différents os de squelette humain. Nous aurons autant d'aimants que de morceaux, et chaque morceau présenté par l'extrémité ou pôle +endormira le sujet au front, le réveillera à la nuque ; tandis que l'extrémité opposée ou pôle —, endormira le sujet à la nuque et le réveillera au front.

L'action que les corps organisés exercent ou peuvent exercer les uns les autres ne s'éteint donc pas avec la vie, et les chairs palpitantes que la *médecine des bonnes femmes* prescrit quelquefois d'appliquer sur le siège d'une douleur doivent, pour cette raison, ne pas toujours demeurer sans effet.

Si les principes que je viens de vous exposer sont rigoureusement vrais, on peut facilement admettre que la *zoothérapie* pourra constituer une branche importante de la médecine magnétique.

Comme corollaire à ce qui précède, je dirai

sans le démontrer, que les animaux sont sensibles à notre action, que cette action, peut guérir ou soulager les maux qui les affectent, et qu'ils sont également sensibles à l'action du courant magnétique de la terre et aux forces que nous allons étudier.

MAGNÉTISME VÉGÉTAL.

Le règne végétal met à notre disposition un magnétisme d'une puissance considérable.

Le plus chétif brin d'herbe comme le plus majestueux des géants de la végétation est doué d'une force analogue à celle que nous venons de reconnaître dans le règne animal et dans les aimants.

Cette force est magnétique, car elle est polarisée et les lois qui régissent ses actions sont celles qui régissent les actions des aimants. L'arbre, l'arbuste, la plante, comme l'humble foliole qui se courbe le matin sous la goutte de rosée nous représente un barreau aimanté capable d'exercer une action proportionnelle à son développement. Le sommet de l'arbre, de l'arbuste, de la plante, branches, feuilles, fleurs, fruits est positif; la partie inférieure, c'est-à-dire la racine est négative. Si nous détachons une branche, une feuille, une fleur, un fruit, nous obtenons instantanément un aimant complet ayant sa ligne neutre et ses pôles opposés. Le sommet reste positif comme il était sur l'arbre, la partie inférieure, vers la section, devient négative.

Dans un arbre, dans une plante, dans une feuille, dans une fleur, dans un fruit, dans un tubercule, on obtient autant d'aimants que de tronçons. Les pôles de ces aimants ne sont pas d'égale force. Les tronçons de la partie supérieure ou positive sont plus forts au pôle positif qu'au négatif; ceux des racines, plus forts au négatif qu'au positif.

Si les tronçons sont courts et entremelés sans ordre dans un flacon comme des feuilles, des fleurs, des sommités ou des racines que l'on veut conserver pour un usage médicinal, on obtient une force unipolaire. Les sommités, feuilles, fleurs, fruits sont positifs; les racines négatives, ce qui indique assez que dans les tronçons des sommités comme dans ceux des racines, la force polaire est inégalement partagée et que le pôle le plus faible s'efface devant le plus fort.

Par la même raison, tous les fruits sont positifs, tous les tubercules, les bulbes sont négatifs. Mettons une poire dans la main droite d'un sensitif, et une pomme de terre

dans la gauche, il éprouvera une impression
de tiédeur peu agréable, la tête s'alourdira,
le sommeil se déclarera et les mains entreront
en contracture. Mettons maintenant la pomme
de terre dans la main droite, la poire dans
la gauche, le sujet éprouvera de la fraicheur,
la tête se dégagera, la contracture et le sommeil cesseront. Nous venons de constater que
la poire est positive, la pomme de terre négative; mais si nous les observons dans le
sens de leur longueur, nous trouverons la
poire positive vers la fleur, négative vers le
pédoncule; la pomme de terre positive vers
le pédoncule qui l'attachait au pied, négative
à l'autre extrémité. La poire comme la pomme de terre endormiront le sensitif au front
par le bout positif, le réveilleront par le négatif.

On peut varier les expériences à l'infini sur
toutes les parties du corps avec les branches,
les feuilles, les fleurs, les fruits, les tubercules et les racines, les portions de feuille,
de fleurs, de fruit, de tubercule, on observera
toujours des effets proportionnels à la sensibilité des sujets et au volume des substances employées.

La plante séchée, putréfiée, pulvérisée,
carbonisée conserve les propriétés magné-

tiques qu'elle possédait pendant la végétation ou immédiatement après avoir été séparée du tronc, mais son action est moins active.

Les actions physiques que nous venons de constater peuvent se traduire par des actions chimiques.

— Prenez un chou, une botte d'asperges, un bouquet de fleurs que vous placerez dans la direction de l'est à l'ouest pour éviter l'action du courant magnétique de la terre et mettez un verre d'eau à chaque extrémité. Au bout d'une heure environ, donnez l'eau à déguster à un bon sensitif, il trouvera celle qui était exposée à la partie supérieure (fleurs ou sommités) acidulée, fraîche, légère comme si vous l'aviez tenue dans la main droite ou exposée à l'action du pôle positif de la pile, de l'aimant, du courant magnétique de la terre ; celle qui était exposée du côté des racines sera au contraire alcaline, tiéde, fade comme si vous l'aviez tenue dans la main gauche ou exposée à l'action du pôle négatif de la pile, de l'aimant, du courant magnétique de la terre.

Cette propriété magnéto-chimique peut à son tour se traduire en effets physiques. — Approchons le verre acide ou positif vers le front du sujet, vous observerez répulsion, malaise, sommeil; présentez-le à la nuque, il y aura au contraire attraction, bien-être, réveil. Mettons le même verre dans la main droite, elle entrera en contracture; retirons-le pour le placer dans la gauche, la résolution se produira rapidement et le sujet accusera une impression de fraîcheur et de bien-être. Les mêmes effets se produiront avec l'autre verre dans les mêmes conditions d'opposition.

En dehors de cette action, on peut en observer une autre chez le plus grand nombre des végétaux : c'est l'action médicamenteuse qui se fait également sentir à distance.

L'action médicamenteuse est en partie sous .a dépendance de l'action magnétique. Si nous prenons par exemple une poignée de feuilles de séné enfermées dans un flacon, que nous les présentions au front du sujet ou que nous les fassions passer lentement sur tout le côté droit du corps, il éprouvera de la tiédeur, du malaise et s'endormira. Prolongeons l'action, une contracture générale se produira. Dans cet etat, plaçons le flacon à la nuque ou promenons le doucement sur tout le côté gauche, la contracture fera place à une impression de fraîcheur agréable et le réveil se produira. Jusqu'ici, nous n'ob-

servons pas d'action médicamenteuse; mais,
.aissons plus longtemps le flacon à la nuque
ou sur toute partie gauche du corps, le calme
et le bien-être se transformeront bientôt en
coliques plus ou moins fortes et les effets du
purgatif se produiront d'une façon aussi énergique et bien rapide que si le sujet avait ab-
sorbé une forte décoction des mêmes feuilles.

Dans le premier cas, l'action purgative
n'aurait pas eu lieu, en raison de l'état de
contracture et d'anesthésie dans lequel
le sujet se trouvait. Chez un sujet où
l'excitation se traduit seulement par de la
tiédeur ou un léger malaise, l'action médicamenteuse se fait sentir à droite, mais à un
moindre degré que sur le côté gauche.

Tous les végétaux à l'état naturel, tout es
les solutions, teintures et essences que la
chimie en tire pour la pharmacie poss èdent
les mêmes propriétés magnétiques et méd i-
camenteuses.

Puisque la plus grande somme d'action
médicamenteuse s'obtient par opposition
hétéronome — substance positive sur pôle
négatif, substance négative sur positif, —
il suffit de déterminer la nature magn étique
de la substance pour en faire l'application.
Vous savez déjà que ce qui est feuille, fleur,

fruit est positif et que tout ce qui est racine est négatif. S'il s'agit d'un composé dont vous ignoriez la nature, présentez-le au front d'un sensitif, s'il y a répulsion, tiédeur, céphalalgie, la substance est positive; si elle produit au contraire attraction, fraîcheur, dégagement, elle est négative.

L'action magnétique d'une plante récemment desséchée ne paraît pas sensiblement s'affaiblir avec le temps; l'action médicamenteuse diminue plus ou moins rapidement pour disparaître au bout de quelques années, surtout si la plante reste exposée à l'air.

La connaissance de ces principes très élémentaires de la *phytothérapie* ou *thérapeutique végétale* permet à un certain nombre des malades d'obtenir, indépendamment des effets de calme et d'excitation magnétiques, tous les effets médicamenteux dont ils peuvent avoir besoin sans absorber aucun médicament.

Comme les animaux, les plantes sont sensibles à l'action du magnétisme humain qui peut augmenter la végétation dans une proportion considérable. Il paraît que la plante est également sensible à l'action de l'électricité et de lumière colorée, mais je n'ai fait aucune expérience pour m'en rendre compte.

MAGNÉTISME MINÉRAL

Comme les végétaux, quelques minéraux quasi-organisés à la tête desquels on peut placer les cristaux, sont polarisés. La pointe, le sommet est positif comme la cime de l'arbre; la base, c'est-à-dire la partie sur laquelle ils se sont développés est négative.

— Plaçons sur une table un spath gypseux ou un cristal de roche long de 15 à 30 centimètres, de telle façon que l'axe longitudinal soit dirigé de l'est à l'ouest et prions un sensitif de mettre ses deux mains à 20 ou 30 centimètres des extrémités, la droite vers la pointe, la gauche vers la base. L'effet se traduira par une répulsion violente des deux bras qui entreront immédiatement en contracture, par le sommeil et la contracture générale. Prenez le cristal dans vos mains et présentez-le par la base au front du sujet, la contracture fera place à une impression de fraîcheur agréable et le réveil se produira. Remettez le cristal sur la table dans la même direction, et priez le sujet de placer ses deux mains à la même distance, la droite vers la base, la gauche vers la pointe, il éprouvera de l'attraction, de la fraîcheur, du bien-être. Si vous retournez le cristal, comme dans la première expérience, le même effet d'excitation se produira.

Pour agir plus doucement et avoir mieux le temps d'observer toutes les phases de l'action, il est nécessaire d'agir a une distance de 2 à 3 mètres. A cette distance, le cristal excite doucement si vous le mettez en position isonome avec les différents pôles du sujet ; il produit au contraire un calme profond, agréable, si vous le placez en position hétéronome.

On peut remarquer que l'action du cristal est plus énergique que celle que nous avons constatée chez les animaux, dans le courant magnétique de la terre et dans les végétaux. Cette action n'est comparable en intensité qu'à celle de l'aimant et du corps humain. Un aimant naturel et un cristal du même poids sont à peu près d'égale force.

Une polarité plus ou moins apparente existe encore dans quelques roches ; puis, descendant les degrés du règne minéral, on ne trouve plus que des corps unipolaires, c'est-à-dire des corps positifs ou négatifs.

Jetons un coup d'œil rapide sur les métaux et sur les métalloïdes les plus connus.

— Le fer, le zinc, le plomb, l'étain, le nickel, l'argent, le cobalt, l'antimoine, l'arsenic, le soufre, l'iode, le phosphore, le brome sont positifs, car ils sont plus ou moins calmants à gauche, plus ou moins exitants a droite; le mercure, l'or, le cuivre, l'aluminium, le cadmium, le bismuth, le platine, le manganèse, le sodium, le potassium sont négatifs, car ils produisent les mêmes effets de calme et d'excitation sur le côté opposé du corps.

Cette nomenclature qui est à peu près celle de la série électro-chimique n'est pas rigoureusement exacte, car tous les malades et tous les sensitifs n'éprouvent pas la même action calmante ou excitante sur le même côté du corps avec le même métal. L'étain qui calme généralement à gauche excite de ce côté quelques malades qui ne sont pourtant pas gauchers. Par conséquent, pour l'application du magnétisme métallique à la thérapeutique, on fera bien de constater sur chaque malade si, pour lui, tel ou tel métal est réellement positif ou négatif.

D'ailleurs, on observe dans l'action magnétique des métaux en général une particularité qui se retrouve dans l'action médicamenteuse du plus grand nombre des substances d'origine animale, végétale ou minérale employées par la médecine classique. Ainsi, tous les médecins savent que tel médicament qui agit convenablement sur un malade dans une affection quelconque bien caractérisée, n'agit pas, ou agit même en sens contraire sur un autre malade atteint d'une même affection aussi nettement caractérisée.

Il m'est à peu près démontré que chaque malade possède ce qu'on peut appeler une *aptitude médicamenteuse* que le médecin n'a jamais sû reconnaître. En raison de cette aptitude dont la cause première m'est inconnue, il est facile de comprendre que dans l'état actuel de la médecine, toute maladie est une énigme pour le médecin et que le traitement qu'il y oppose est fatalement abandonné au hasard. Dans tous les cas, ce qui est démontré jusqu'à l'évidence, c'est que chaque malade, et probablement chaque individu dont la santé est équilibrée, possède une *aptitude métallique* que l'on reconnaît à l'examen métalloscopique. C'est la théorie de la métallothérapie établie par le docteur Burq et pratiquée depuis avec succès par le docteur Moricourt. (Voir docteur V. Burq. *Des origines de la métallothérapie*, Paris, 1883;

La métallothérapie à Vichy contre le diabète,
Paris, 1881.)

Les plus hauts sensitifs sont sensibles à l'action de tous les métaux et éprouvent de quelques uns des effets moraux, tels que la joie et la tristesse, et des effets physiques qui sont souvent trop excitants.

Chez ceux qui sont moins sensibles, tous les métaux n'agissent pas avec autant d'intensité et l'on trouve plus facilement le métal qui leur convient.

Quand un métal agit convenablement, il calme à gauche et excite à droite s'il est positif, calme à droite et excite à gauche s'il est négatif.

Quand deux métaux de polarité différente agissent, par exemple le cuivre et le zinc, on obtient de leur application sur les côtés opposés du corps humain des effets de calme et d'excitation plus grands, plus profonds, qu'avec un seul.

L'application des métaux peut se faire en contact avec la peau, par dessus les vêtements, et même enveloppés dans une bande d'étoffe d'autant plus longue que le malade est plus sensible.

Les métaux que l'on peut employer le plus utilement sont le cuivre, le zinc, le fer, l'or, l'aluminium, le nickel, l'argent, l'étain, le platine, le cadmium.

La combinaison des métaux avec l'oxigène et avec l'hydrogène nous donne également des composés positifs ou négatifs. Les acides et les oxydes sont positifs; les bases, c'est-à-dire les alcalis, sont négatifs. Tous les composés agissent sur le corps humain à la façon des corps simples.

En raison de l'action médicamenteuse que toute substance active exerce sur le corps humain, il est dangereux d'employer à l'expérimentation ou à la thérapeutique, l'arsenic, le mercure, le phosphore, et peut-être le plomb et l'antimoine, ainsi que tous leurs composés. D'ailleurs, à moins de connaissances spéciales, les substances toxiques ne doivent être utilisées que par les médecins. Mais il suffit souvent de signaler un danger pour qu'on soit tenté de le braver, tant l'attrait du fruit défendu est grand pour quelques-uns d'entre nous. Il serait donc nécessaire de signaler l'antidote aux imprudents qui s'exposeraient à en avoir besoin. Cela serait long, car il existe un contre-poison pour chaque poison ou famille de poisons, et je sortirais de mon rôle en faisant l'énumération des uns et des autres. Je me contenterai de signaler le camphre et l'ammoniaque comme capables de faire cesser les symptômes de l'intoxication dûs à l'action de certaines substances d'origine végétale et minérale. Le médicament cher à Raspail et l'ammoniaque étant négatifs, il suffit d'appliquer au front du patient le flacon qui les renferme, ou de le mettre simplement dans la main droite. Indépendamment de ces médicaments qui n'agissent pas dans tous les cas, il reste encore un moyen puissant à la disposition du magnétiseur : c'est la suggestion. — On plonge si possible le sujet dans l'état somnambulique du sommeil magnétique, ou mieux encore, dans l'état cataleptique (1). On lui fait boire une substance quelconque, de l'eau, par exemple, en lui affirmant que c'est le remède qui lui convient et que le mal va immédiatement cesser.

Dans tous les cas, il est indispensable de conserver toute sa présence d'esprit, tout le calme dont on est capable en face du danger, car l'émotion, la crainte se transmettent chez

____

(1) On obtient la catalepsie d'emblée ou consécutive au somnambulisme. Dans le premier cas, il faut une certaine habitude pour l'obtenir, car le sujet tombe rapidement en somnambulisme. Quand il est dans ce dernier état il suffit d'appliquer les pouces sur les globes oculaires et de faire ouvrir les yeux par injonction.

le sujet en raison de leur véhémence et contribuent à augmenter les symptômes du mal.

MAGNÉTISME
LUMINEUX ET COLORIFIQUE

La lumière du soleil est positive, celle de la lune est négative. A l'ombre, quand le temps est serein, la lumière du jour est positive, mais à un moindre degré que les rayons solaires. La lumière du jour, sous un ciel couvert est négative comme les ténèbres de la nuit en l'absence de la lumière lunaire, mais à un moindre degré que celle-ci. Toutes les lumières que nous produisons pour notre usage, depuis celle du lampion fumeux de nos pères, jusqu'à celle de l'électricité, sont positives et d'autant plus actives qu'elles sont plus blanches et plus brillantes.

Il est facile de se rendre compte de ces phénomènes. Le lecteur qui a compris l'exposé de mes démonstrations, connaît le réactif qui sert à reconnaître cette polarité.

Si nous décomposons le rayon solaire au moyen d'un prisme et que nous jetions les couleurs de l'iris sur le mur, nous constatons que certaines couleurs sont positives, que d'autres sont négatives et qu'il en est une où l'on ne trouve aucune action polaire appréciable.

Pour rendre l'expérience plus facile et plus complète, prenons des verres colorés de 25 à 30 centimètres de côté et interposons-les entre le sujet et la source de lumière que nous employons

Les meilleurs résultats s'obtiennent à la lumière du soleil. Toutes les autres lumières donnent un résultat qui varie seulement du plus au moins. La lumière que la lune nous renvoie ne modifie pas sensiblement la polarité des couleurs.

Sur un sujet très sensible, voici les résultats que l'on obtient :

Violet. — Repousse, chauffe, endort lentetement de face, sans être désagréable ; attire, raffraîchit et réveille doucement par derrière ; chaleur légère et répulsion sans contracture à droite; attraction, fraîcheur et dégagement à gauche. Le sujet se trouve sous une bonne impression.

Indigo. — Répulsion violente, sommeil rapide et contracture de face ; attraction brutale, résolution et réveil presque instantané par derrière ; répulsion très forte, contracture et sommeil à droite; attraction, résolution et réveil brusque à gauche. Sans être sous une mauvaise impression, le sujet est énervé, agité par la violence de l'action.

Bleu. — Tiédeur désagréable, répulsion, sommeil et contracture lente de face; attraction, fraîcheur agréable, réveil, résolution par derrière; répulsion, tiédeur, sommeil, contracture lente à droite; attraction, fraîcheur, résolution, réveil agréable à gauche. Le sujet se trouve sous une bonne impression. Il est calme, quoique cette action soit sensiblement plus forte que celle du violet.

Vert. — Nulle attraction, nulle répulsion, pas de fraîcheur ni chaleur; mais dans toutes les positions, action que j'appellerai *action cataleptique*. Les yeux sont ouverts, fixes et levés vers le ciel, les bras sont étendus sans contracture et si on les déplace ils restent dans la position qu'on leur donne : le sujet est dans l'état cataleptique du sommeil magnétique.

Jaune. — Attraction violente de face; répulsion plus violente encore, sommeil brusque, contracture générale par derrière; réveil très rapide, attraction et résolution à droite; sommeil très rapide, répulsion violente, contracture intense à gauche. Après le réveil, le sujet est plongé dans une profonde mélancolie et la tristesse est peinte sur son visage : l'impression est très mauvaise.

Orangé. — Fraîcheur et attraction de face; répulsion, sommeil et contracture lente par derrière; attraction, fraîcheur assez agréable, résolution et réveil à droite; répulsion, chaleur, sommeil et contracture lente à gauche. Au réveil, une sorte d'inquiétude est peinte sur la figure du sujet qui, toutefois, ne se trouve pas sous une aussi mauvaise impression que sous l'action du jaune.

Rouge. — Chaleur très légère, répulsion douce, agréable, sommeil lent sans contracture de face; attraction, fraîcheur agréable et profonde, réveil lent par derrière; chaleur douce, répulsion légère, sommeil très lent à droite; fraîcheur profonde, attraction faible, réveil lent et très agréable à gauche. Le sujet respire librement. La joie et le contentement qui se reflètent sur son visage indiquent assez qu'il se trouve sous une excellente impression. L'action du rouge est sensiblement plus douce que celle du violet.

Le spectre de la lumière solaire nous donne donc quatre couleurs positives qui exercent des actions analogues les unes aux autres, mais avec des tonalités différentes, une neutre qui est celle du milieu et deux négatives. Dans l'ordre direct de leur puissance, les couleurs positives sont l'indigo, le bleu, le violet, le rouge; les négatives, le jaune et l'orangé.

Tous les sensitifs sont péniblement impressionnés par les couleurs négatives, tandis que les positives leur sont plus ou moins agréables. Chez les hauts sensitifs, les tons les plus bas du rouge et du violet sont préférés aux plus élevés. Les sensitifs moyens choisissent le rouge, le rouge vif, le bleu clair, le violet; et ceux qui sont faiblement sensitifs donnent ordinairement la préférence aux tons plus foncés du rouge, du bleu et du violet.

La lumière et les couleurs exercent aussi une action magnéto-chimique sur les substances soumises à leur action. L'eau exposée au soleil ou placée sous l'influence de l'indigo prend un goût acide, frais, agréable; tandis que celle qui est exposée à la lumière que nous recevons de la lune ou à l'action du jaune devient au contraire alcaline, tiède, fade, nauséeuse.

J'ai constaté ces faits dans de nombreuses expériences sur une douzaine de sujets plus ou moins sensibles, y compris 6 à 7 malades confiés à mes soins. Je les signale sans chercher à établir les rapports qui doivent certainement exister entre ces phénomènes inconnus de la polarité et ceux que la physique nous démontre.

Le dynamide que nous trouvons dans la lumière colorée est le plus énergique de ceux que nous avons trouvés jusqu'à présent. Une lumiére électrique de 4 bougies dirigée par un réflecteur sur un sujet ou sur un malade quelconque, au travers d'un verre indigo, est au moins aussi énergique que l'action tion du magnétiseur le plus robuste. Une lumière de 6 bougies est sensiblement plus forte. — Qu'adviendrait-il si on dirigeait au moyen d'un réflecteur *ad hoc* un foyer de 5 à 600 bougies sur une partie du corps humain, les organes splanchniques, par exemple? — Je l'ignore, mais je craindrais une commotion formidable, presque foudroyante sur un certain nombre d'indivi-dus.

Rien qu'avec les simples effets que je viens d'exposer, on peut comprendre que cette force intelligemment dirigée, doit constituer une des branches les plus importantes de la médecine magnétique.

FORCES DIVERSES

Il faudrait consacrer un volume à chacune des forces que je viens d'examiner, pour décrire toutes leurs propriétés et faire comprendre tout le parti que l'homme peut en tirer pour guérir ou soulager les maux qui l'affligent.

L'exposé que je fais ne peut en donner qu'une faible idée; mais il a le mérite d'ouvrir à la science des voies nouvelles, en lui démontrant l'existence d'un dynamide inconnu d'une puissance infinie.

Je suis bien loin d'avoir épuisé la liste des corps ou agents de la nature dans lesquels il se trouve ou se développe, et j'ai la certitude qu'on peut le prendre ou le produire partout et dans tout. Je vais en donner encore quelques exemples.

Magnétisme électrique ou *électricité.* — Qu'un sensitif s'approche de face d'un corps électrisé positivement, il éprouve de la chaleur et de la répulsion; qu'il y présente son côté droit, l'action est à peu près identique. S'il y présente le derrière ou le côté gauche, il éprouve au contraire, du bien-être, de la fraîcheur, de l'attraction. Les mêmes effets se produisent dans des conditions opposées, si le corps en question est chargé d'électricité négative.

— Prenons un appareil à courant continu, mettons l'électrode négative dans la main droite du sujet, la positive dans la gauche, il éprouve une impression de fraîcheur agréable. Si nous changeons le sens du courant au moyen du commutateur, la fraîcheur se transforme immédiatement en malaise, chaleur, répulsion, sommeil et contracture d'autant plus intenses que nous avons mis plus d'éléments en activité. Dans cet état, changeons encore le sens du courant pour ramener les pôles de l'appareil en position hétéronome avec ceux du sujet, comme dans la première expérience, la contracture cesse, le sujet se réveille, une fraîcheur agréable l'envahit des pieds à la tête et il tient les électrodes avec satisfaction.

Mettons l'électrode négative dans la main droite et plaçons la positive au front, le sommeil avec contracture générale se produisent. Portons l'électrode positive à la nuque, la contracture et le sommeil cessent immédiatement.

Ces effets démontrent jusqu'à l'évidence que l'électricité bien comprise et bien dirigée pèut devenir un puissant agent thérapeutique; ils démontrent aussi combien elle peut être nuisible dans des mains inexpérimentées.

Magnétisme calorifique.—Mettez l'extrémité d'une tige de bois, de verre ou mieux encore de fer, sur un feu plus ou moins ardent, sur la flamme d'une lampe ou d'une bougie, et priez un sensitif d'approcher la paume de sa main gauche à cinq ou dix centimètres de l'autre extrémité. Vous serez tout surpris d'apprendre qu'il éprouve une sensation de fraîcheur agréable accompagnée d'attraction de la main vers la tige. Retirez la tige du feu, la sensation se transforme immédiatement en chaleur désagréable accompagnée de répulsion et le bras entre en contracture. Remettons la tige au feu, la contracture disparaît et la fraîcheur attractive se fait de nouveau sentir. Des effets opposés se produisent à la main droite, dans les mêmes conditions d'opposition.

Présentons une extrémité de la tige au front du sujet quand l'autre est au feu, il y a chaleur répulsive et sommeil; retirons la tige du feu, l'effet se transforme immédiatement en fraicheur attractive et le réveil se produit. Des effets opposés s'obtiennent à la nuque dans les mêmes conditions.

Le courant qui s'établit sous l'action de la chaleur est donc un courant positif et le courant de refroidissement, un courant négatif.

Maintenant, si nous chauffons la tige par le milieu, les effets se compliquent singulièrement et aucune théorie connue n'est plus capable de hasarder la moindre explication. — Des courants opposés se développent au point chauffé et cheminent vers les extrémités. Sous l'influence du refroidissement, les courants changent de direction. — Plaçons la tige dans la direction du méridien, chauffons par le milieu et prions le sujet d'approcher sa main gauche à quelques centimètres de l'extrémité sud, il y aura répulsion et contracture; s'il la porte à l'extrémité nord, attraction et résolution. Retirons la tige du feu et laissons la main gauche du sujet au nord, il y aura maintenant répulsion et contracture immédiate; tandis qu'à l'autre extrémité, l'attraction se fera sentir avec la fraicheur et la contracture disparaitra. Les mêmes effets se produiront sur la main droite dans des conditions opposées.

La chaleur développe donc dans la tige deux

6.

courants opposés : un courant négatif qui se rend du point chauffé vers le sud, un courant positif qui se rend du même point vers le nord ; et le refroidissement, deux mêmes courants qui cheminent en sens opposé.

La direction des courants paraît être sous la dépendance du courant magnétique de la terre. Soit pendant le chauffement, soit pendant le refroidissement, si on retourne la tige de façon à placer au nord l'extrémité qui était au sud, les courants ne changent pas de direction avec la tige : les courants de chaleur sont encore négatif vers le sud, positif vers le nord ; et réciproquement, ceux de refroidissement, positif vers le sud, négatif vers le nord.

Des effets analogues se produisent quelle que soit la direction de la tige par rapport au courant magnétique du globe.

Sous l'action de la chaleur comme sous celle du refroidissement, le courant positif acidule la substance exposée à son action, le courant négatif l'alcalinise.

Magnétisme sonore. — Les vibrations produites par le son engendrent également des courants positifs et négatifs. Prenons un vase quelconque, une soupière, un bocal, une casserole que nous placerons sur une table. Prions un sensitif de mettre sa main gauche dans le vase, sans toucher les parois, et frappons légèrement sur le vase avec une clef ou avec la lame d'un couteau, le sujet accusera aussitôt une sensation de fraicheur agréable. Prions-le ensuite d'y mettre la droite, il éprouvera au contraire une chaleur désagréable et le bras entrera en contracture. Dans cet état, prions le sujet de remettre sa main gauche dans le vase. Dès que nous frapperons, une impression de fraicheur agréable se fera d'abord sentir dans la main, puis dans tout le corps, et la contracture cessera dans le bras droit.

Si nous prenons le vase à la main, de façon à présenter l'ouverture à la terre et que nous frappions comme dans l'expérience précédente, nous constaterons, aux mêmes mains, des effets opposés.

Le courant qui s'élève du fond du vase vers le ciel est donc un courant positif, celui qui descend du fond du vase vers la terre, un courant négatif.

On observe encore des actions analogues dans le mouvement, dans le frottement, dans les décompositions chimiques y compris la fermentation et la putréfaction, dans les odeurs, etc. etc..

L'AGENT MAGNÉTIQUE.

Les lois physiques du magnétisme étant démontrées, doit-on admettre avec l'ancienne théorie du magnétisme (des aimants) la communication d'un fluide positif émanant du côté droit de l'homme et des animaux, du sommet des plantes, de la pointe des cristaux, des métaux et des substances dites positives, de la lumière du soleil, des rayons de l'indigo, du bleu, du violet et du rouge, etc., comme du pôle positif de l'aimant; d'un fluide négatif émanant du côté gauche de l'homme et des animaux, des racines des plantes, de la base des cristaux, des métaux et des substances dites négatives, de la lumière de la lune, des rayons du jaune et de l'orangé, etc., comme du pôle négatif de l'aimant, ou simplement un mouvement vibratoire se transmettant d'un individu ou d'un corps à l'autre par l'intermédiaire de l'air ambiant.

— L'existence d'un dynamide qui a toujours échappé à l'analyse, d'un fluide impondérable remplissant la nature entière et se modifiant plus ou moins selon la nature des corps qu'il imprégne, sature, pénétre ou traverse, est pour moi tout ce qu'il y a de plus incontestable et la théorie des vibrations ne peut m'expliquer qu'un très petit nombre des effets que j'observe.

Cette force, ce dynamide est assurément ce que les stoïciens et plusieurs des philosophes les plus distingués de la secte des péripapéticiens appelaient *l'âme du monde, l'âme universelle*. C'est la *lumière astrale* des cabalistes, l'agent des médecins alchimistes qui, sous les noms *d'esprit universel*, de *fluide universel* servit de base aux théories de Van Helmont et de Mesmer, la *matière subtile* de Descartes avec son «plein» et ses «tourbillons», le principe que Newton qualifiait « *d'esprit très subtil* qui pénétre à travers tous les corps solides et qui est caché dans leur substance »; c'est enfin *l'od* de Reichenbach, *l'éther* des philosophes. Resserrée dans les étroites limites de l'action humaine, cette force est quelque chose comme le *principe vital* de Barthez ; c'est *l'électricité animale* de Pététin, le *fluide nerveux* de quelques physiologistes, la *force neurique rayonnante* de Baréty, le *fluide magnétique* des magnétiseurs.

Voulant rester praticien et n'attachant d'ailleurs aucune importance à l'argumentation théorique souvent vide de sens, je n'entrerai dans aucune considération physique ou philosophique sur la théorie actuelle des vibrations qui n'est pas suffisamment étudiée, ni sur celle si controversée des fluides avec leurs différentes qualifications. Je me contenterai de dire que tous les effets que nous obtenons expérimentalement paraissent dûs à une cause unique, qui ne saurait être que dans les manifestations d'un fluide, d'une force quelconque remplissant la nature entière; et que les fluides les plus déliés, les plus tenus, les plus subtils que nous connaissions ne peuvent donner qu'une faible idée.

Toutefois, je vais encore établir quelques rapprochements entre les propriétés physiques de l'agent magnétique et celles de la lumière, du calorique, de l'aimant et de l'électricité qui sont connues depuis longtemps.

Commençons par le magnétisme humain qui est le plus subtil, le plus puissant et qui doit nous rendre le plus de services.

— L'agent magnétique rayonne autour de nous comme le calorique et la lumière rayonnent autour des corps qui les émettent. Ce rayonnement de notre individualité n'est pas sans analogie avec l'électricité statique qui circule à la surface des corps et tend à s'échapper par les pointes. Pour le corps humain, les pointes sont les extrémités. Comme le fluide électrique, l'agent magnétique devient visible dans certaines conditions.

Les rayons magnétiques se propagent dans l'air en ligne droite comme ceux du calorique et de la lumière, puisqu'ils atteignent, à une distance de plusieurs mètres, les points sur lesquels on les dirige.

En tombant perpendiculairement sur une surface plane, ils traversent presque tous les corps sans perdre notamment de leur activité. C'est ainsi qu'on peut magnétiser au travers d'une feuille de carton, d'une planche, même d'un mur de plusieurs mètres d'épaisseur.

Il y a des corps isolants. La soie isole en partie le magnétisme comme elle isole l'électricité. L'agent magnétique traverse une feuille de carton très épaisse et ne traverse que dans une faible proportion un certain nombre de feuilles réunies, lors même que ces feuilles seraient aussi minces que le papier le plus léger. Ainsi, un livre de cent pages n'est pas traversé. Le livre se sature, et quand la saturation est complète, au bout de 20 à 30 secondes, le dégagement se fait par les bords, et surtout par les angles.

Les liquides, même en couches très-minces, ne sont pas traversés par les rayons du corps humain comme par ceux de la lumière, mais ils s'en saturent et s'en chargent; et quand cette ~~fait par rayon~~ saturation est complète, le dégagement se *fait par rayon*nement, sur toute la surface du vase qui les renferme, si ce vase est sphérique, par les bords et surtout par les angles, s'il est cylindrique ou anguleux.

En tombant sous un angle aigu sur une surface plane, polie ou suffisamment polie, la plus grande partie des rayons se réfléchissent, et cette réflexion est soumise aux deux lois suivantes, qui régissent la réflexion des rayons lumineux et calorifiques.

1re loi. — *L'angle de réflexion est égal à l'angle d'incidence.*

2me loi. — *Le rayon incident et le rayon réfléchi sont dans un même plan perpendiculaire à la surface réfléchissante.*

La réflection de l'agent magnétique se fait également sur une surface converse ou concave.

L'agent magnétique se réfracte en partie comme les rayons calorifiques et lumineux, et cette réfraction est régie par les mêmes lois.

Ainsi, les rayons dirigés par un ou plusieurs doigts traversent un prisme et se réfractent en formant un cône spectral analogue à celui des rayons lumineux.

Les mêmes rayons traversent aussi une lentille bi-convexe et en la traversant, ils se concentrent au foyer et acquièrent une plus grande énergie.

Les fluides émanant de tous les corps, de tous les agents que nous avons étudiés sont réfléchis et réfractés comme le fluide humain, quand leur champ d'action est assez étendu pour agir à une distance de quelques décimètres.

L'aimant nous présente un phénomène compliqué que je ne chercherai pas à analyser maintenant. — Il semble posséder deux forces distinctes : 1° une force que l'on pourrait appeler *force physique* agissant sur l'aiguille aimantée et dont les effets sont connus depuis longtemps ; 2° une *force physiologique* inconnue et beaucoup plus subtile, n'agissant que sur l'organisme.

Les rayons physiques n'éprouvent aucune déviation et agissent en ligne droite à travers tous les corps. Les rayons physiologiques se comportent identiquement comme ceux du corps humain. Quelques expériences feront mieux comprendre la nature de ce double phénomène. — Remplissons d'eau un vase rectangulaire de 30 à 40 centimètres de longueur, sur 10 à 20 de largeur; plaçons d'un côté une aiguille aimantée et agissons de l'autre avec un barreau aimanté. Nous constaterons que l'action n'est ni plus ni moins énergique que quand l'aimant agit sans autre intermédiaire que l'air ambiant. Mettons ensuite alternativement l'une et l'autre main du sujet à la place de l'aiguille aimantée, il n'éprouvera aucune impression. Toute la force qui doit l'impressionner est absorbée par le liquide; et au bout de quelques instants, quand le liquide sera saturé, le dégagement se fera par les bords et surtout par les angles. Ce dégagement est facile à constater. Pour cela, prions le sensitif de passer lentement et d'une façon alternative l'une et l'autre main au-dessus du liquide et au dessus des bords du vase en suivant les contours. Si c'est le pôle positif de l'aimant qui est dirigé sur le vase, l'eau sera magnétisée positivement et la main droite éprouvera de la chaleur, de la répulsion de la contracture, mais seulement au-dessus des bords et des angles, tandis que la gauche éprouvera de la fraîcheur et de l'attraction qui feront disparaître la contracture de la main droite.

La force physiologique qui paraît identique à la force humaine n'agit pas non plus sur l'aiguille aimantée. On peut s'en rendre compte en plaçant l'aiguille au-dessus des bords du vase ou aux points de réflexion ou de réfraction où le sujet est actionné.

Il existe encore des caractères communs entre les propriétés physiques du magnétisme, de la lumière, du calorique, de l'électricité, etc., mais ceux que j'ai démontrés et ceux que je viens de citer sont suffisants pour faire comprendre que ces forces ne sont que des modifications d'un même principe; et que, si plusieurs d'entre elles sont considérées comme des fluides, il est impossible de refuser plus longtemps cette qualité aux autres.

Nous savons maintenant que la polarité est une loi de la nature régissant toutes les forces que nous connaissons, que les pôles opposés de cette force agissant ensemble ou isolément sur les divers pôles du corps humain, produisent des effets d'attraction et de répulsion, de calme et d'excitation, de réveil et de sommeil; mais qu'adviendrait-il si on réunissait les deux fluides pour les utiliser comme une force nouvelle? — On l'ignore, tout en pensant que si le fluide positif et le négatif sont d'égale force, ils se neutraliseront et que nul effet ne se produira. Mais en magnétisme, il n'y a pas, à proprement dit, de fluide neutre et nous allons constater un phénomène aussi curieux qu'inattendu. — Des alternatives de sommeil et de réveil vont se produire sans interruption dans des temps à peu près égaux, aussi longtemps que l'action sera prolongée.

Agissons d'abord avec le magnétisme humain, en présentant les extrémités des mains réunies, les doigts de l'une contre les mêmes doigts de l'autre aux différents pôles du sujet. Au front, un sommeil et un réveil se produisent en 12 secondes. Le sommeil arrive en 11 secondes 1/2, le réveil est presqu'instantané. Dans la main droite, les mêmes effets se produisent en 13 secondes. Mêmes alternatives si nous agissons à la nuque et dans la main gauche; mais à l'inverse de ce qui se passe au front et dans la main droite, le sommeil est presque instantané, tandis que le réveil met de 11 à 12 secondes 1/2 pour se produire.

Si nous prenons une lame aimantée assez flexible pour que l'on puisse réunir les deux pôles, nous obtenons les mêmes effets dans des temps variant de 10 à 13 secondes.

Mêmes résultats si nous agissons soit en contact, soit à une distance de 2 à 3 centimètres avec les électrodes réunies d'un appareil voltaïque.

Mêmes résultats avec la tige d'un végétal courbée de façon à réunir les deux extrémités.

Mêmes résultats si nous mélangeons par parties égales de l'eau magnétisée positivement à de l'eau magnétisée négativement, ou un acide (non corrosif) a un alcali, soit en les présentant au front ou à la nuque, soit en priant le sujet de plonger alternativement dans la liquide l'une et l'autre main.

Quoique l'agent magnétique soit de même nature dans tous les corps et qu'il soit régi par les mêmes lois, nous observons que ses propriétés, ses qualités ne sont pas identiquement les mêmes dans tous les corps. Dans l'état actuel de nos connaissances, il n'y a que l'aimant et l'électricité qui agissent sur l'aiguille aimantée et sur nos galvanomètres même les plus sensibles.

L'acidité et l'alcalinité qui se développent dans un liquide sous l'action du magnétisme humain, sous celle de l'aimant ou de tout autre force, excepté l'électricité, ne sont appréciables qu'au goût des sensitifs. Contrairement à ce qui se passe pour les acides et pour les alcalis, aucune réaction chimique ne se produit à la vue, en traitant un liquide magnétisé par la teinture de curcuma, le sirop de violette ou la teinture de tournesol.

La lumière, l'air, le froid, le feu, le temps, sont sans action appréciable sur les propriétés magnétiques communiquées aux substances solides ou liquides par l'action humaine.

Les propriétés magnétiques communiquées par l'aimant, par l'électricité et par toute force inorganique s'affaiblissent rapidement pour disparaître au bout de 5 à 6 jours. L'eau chauffée jusqu'à l'ébulition, les métaux chauffés au rouge les perdent immédiatement.

D'un autre côté, les corps inorganiques sont sans action appréciable sur les facultés de l'âme. Ainsi, le somnambule lucide est généralement sans lucidité quand il est endormi par l'électricité, par l'aimant, par la lumière, etc.. La lucidité apparaît sous l'action des végétaux, augmente avec celle des animaux et atteint son maximum de perfection sous l'influence de l'action humaine.

Quand la plante est desséchée, que l'homme et l'animal sont morts et refroidis, leur action produit un sommeil sans lucidité comme les corps inorganiques. Au point vue psychologique, ce sommeil est de même nature que le sommeil hypnotique.

Tout effet a une cause et rien dans la nature ne se produit au hasard. D'ailleurs, les effets que nous avons observés témoignent assez en faveur de l'existence d'un principe plus ou moins modifié, selon la nature du milieu qu'il traverse, pour me dispenser de tout autre commentaire. Ce principe que nous pouvons appeler un fluide, puisqu'il présente tous les caractères essentiels des autres fluides, jaillit continuellement des corps et rayonne autour d'eux, en formant une sorte d'atmosphère qui devient le champ de l'action dans lequel ils agissent ou peuvent agir les uns sur les autres.

— Quelle est l'étendue de ce rayonnement de notre personnalité? — C'est ce qui ne peut être mathématiquement démontré que par un instrument qui nous manque, un *magnétoscope* qui remplirait à notre égard le rôle de l'aiguille aimantée vis-à-vis des aimants. Chez une même personne, cette étendue doit être variable selon l'âge, l'état de santé et les dispositions morales. Sur une personne sensible à un faible degré, l'action de nos mains est presque imperceptible à une distance de 60 centimètres, tandis qu'elle est encore très appréciable sur un bon sensitif à une distance de 10 à 12 mètres. La dernière limite où se produirait la plus faible sensation appréciable chez le sujet le plus sensible, montrerait l'étendue de la sphère de notre action physique.

Les mains étant comme les pieds les extrémités des pôles du corps humain, leur champ d'action s'étend plus loin que celui de toute autre partie du corps; aussi, le champ d'action des animaux est moins étendu que le nôtre. Celui des aimants et des cristaux est relativement considérable. Un cristal de roche du poids de 3 kilog. et un aimant naturel du même poids, possèdent un champ d'action approximativement aussi étendu que le corps humain.

Les aimants artificiels d'un champ aussi

étendu, doivent posséder une force portante de 6 kilog.. Il est facile de se rendre compte qu'un bon sensitif est plus sensible à l'aimant que l'aimant lui-même; car à une distance de 10 mètres, un aimant de cette force n'agit plus sur l'aiguille aimantée.

Pour les autres corps ou agents de la nature, le champ d'action est proportionnel au volume des corps ou à l'énergie de la force employée, mais il est considérablement moins grand que celui du corps humain. Une plaque de métal de 4 à 5 centimètres de côté, pesant de 15 à 25 grammes, une substance quelconque d'origine animale, végétale ou minérale, des fleurs, des feuilles, des racines enfermées dans un flacon d'une contenance de 6 à 8 centilitres, n'agissent plus guère à une distance de 10 à 12 centimètres.

A moins d'être transmise par un grand corps électrisé, l'électricité ne se fait généralement pas sentir à distance ; toutefois, l'électricité dynamique fournie par les appareils médicaux, produit une action appréciable à une distance de 8 à 10 centimètres.

L'intensité de toutes les actions que nous avons constatées est en raison inverse du carré des distances; c'est-à-dire qu'à une dis-

7.

tance 3 fois plus grande, elles sont 9 fois moins fortes. Nous n'avons pas de balance de torsion pour mesurer mathématiquement ces diverses actions, mais l'observation la plus attentive nous démontre qu'elles sont conformes à l'énoncé.

L'action de tous les corps, de toutes les forces que nous développons peut se transmettre à distance sur un fil conducteur. A l'extrémité du fil, on observe un petit champ d'action dans lequel se produisent tous les effets de calme et d'excitation, tous les effets médicamenteux inhérents à la nature du corps placé à l'autre extrémité, soit en contact, soit même à proximité.

Tous les effets obtenus dans les expériences que j'ai exposées ont d'abord été transmis sur un fil de 50 mètres de long; et quoique se produisant avec moins de rapidité, ils ont été aussi caractérisés, aussi intenses que ceux que j'ai obtenus dans le champ d'action même des corps ou des agents actionnants.

Voulant ensuite me rendre compte si ces actions peuvent se transmettre à des distances beaucoup plus grandes, comme cela paraît probable, j'expérimentai sur un fil de 300 mètres enroulé autour d'une bobine et relié au précédent au moyen de serre-fil. Tous les effets magnétiques et médicamenteux furent obtenus avec autant d'intensité, mais avec beaucoup plus de lenteur. Quand un effet se produit en 30 secondes dans le champ d'action même d'un corps quelconque, il faut ordinairement de 2 à 3 minutes pour l'obtenir avec autant d'intensité à la distance précitée.

L'action physiologique de l'aimant se transmet à cette distance au sensitif, mais aucune déviation de l'aiguille aimantée n'est observée au bout du fil.

Puisque ces actions se transmettent avec autant d'intensité à une distance de 350 mètres, on peut admettre la possibilité de les transporter à plusieurs kilomètres. Il n'est probablement pas matériellement impossible de les transmettre d'une ville et peut-être d'une contrée à une autre. Mais, l'heure n'est pas encore venue de raisonner sur une telle application. Pour le moment, contentons-nous de rester sur le terrain de la pratique et de l'observation, où bien des surprises nous sont encore réservées.

LUMIÈRE MAGNÉTIQUE.

L'agent magnétique nous est expérimentalement démontré, mais nous ne le connaissons que par les effets qu'il produit. N'influençant pas notre rétine, nous ignorons s'il peut, dans certaines conditions, tomber sous le sens de la vue.

Un dicton populaire doit éveiller notre attention. — Quand on reçoit un choc violent à la tête, après y avoir porté la main, on exprime généralement sa douleur par une expression analogue à celle-ci : *j'en ai vu 36 chandelles*. Ce dicton devenu populaire semble tout au moins nous indiquer qu'un certain nombre de personnes perçoivent des effets lumineux sous la violence du choc. Nous savons que quelques personnes, dans certains cas, perçoivent des sons sous formes de couleurs, que certains malades, dans l'obscurité de la nuit, voient briller d'une lueur blanchâtre le souffle de ceux qui reposent à leurs côtés et les objets métalliques qui les environnent.

Si dans une obscurité relative, divers objets deviennent lumineux, il est fort probable que dans l'obscurité complète, des phénomènes d'un caractère tout particulier se présenteraient à la vue d'un certain nombre de personnes.

Tâchons donc d'obtenir dans une chambre

spacieuse, une obscurité aussi complète que possible. Plaçons dans cette chambre un aquarium avec des poissons, des plantes, des aimants, des cristaux, des métaux et des substances quelconques, divers appareils pour produire quelques-uns des effets que nous avons constatés; et pénétrons-y avec un chien, un lapin, 5 à 6 observateurs des deux sexes et plusieurs de ces personnes qui perçoivent certains sons sous forme de couleurs et qui distinguent quelquefois des effets lumineux dans l'obscurité. A défaut de ces personnes, pénétrons-y avec plusieurs de nos sensitifs, et attendons patiemment *que la lumière se fasse.*

Si nous avons de bons sensitifs notre patience ne restera pas longtemps à l'épreuve. Au bout de 10 à 15 minutes, nous apprendrons que nos yeux deviennent visibles, que notre silhouette se détache dans l'obscurité, et apparait à l'œil étonné du sensitif sous une forme indécise, vaporeuse et blanchâtre.

Il est bon de faire observer ici qu'il n'y a que les meilleurs sensitifs qui puissent voir une forme appréciable dans un aussi court espace de temps. Les bons sensitifs ordinaires ne distingueront rien avant une heure; et il faudra souvent plusieurs séances de deux heures, pour que les personnes d'une sensibilité moyenne arrivent à percevoir la forme d'une personne ou d'un objet quelconque.

Comme nous avons besoin d'aller vite, restons avec le meilleur sensitif et prions-le de nous faire part de toutes les impressions qu'il éprouvera.

— Dans cette forme indécise, nos traits se dessineront bientôt dans toute leur pureté, et tout notre corps apparaîtra dans une blanche incandescence.

Au fur et à mesure que l'œil se débarrassera de l'excitation produite par la lumière dans laquelle il aura été plongé, avant de pénétrer dans la chambre obscure, notre *voyant* verra paraitre dans cette lumière blanchâtre des teintes différentes qui se caractériseront de plus en plus. Une auréole dans laquelle plusieurs couleurs paraitront s'entremêler se montrera au-dessus de nos têtes qui brilleront elles-mêmes d'un éclat tout particulier. Les côtés latéraux du corps, depuis le bord supérieur des temporaux jusqu'aux extrémités des mains et des pieds paraîtront bleu à droite, jaune à gauche.

La lumière bleue du côté droit, la jaune du gauche s'avanceront vers la ligne médiane où elles sembleront se confondre; et, sur les côtés latéraux, en augmentant d'intensité, les couleurs passeront à l'indigo et à l'orangé.

Quand toute excitation aura disparu de l'œil — au bout d'une heure environ —, le voyant verra briller le devant de notre corps d'une couleur qu'il n'avait pas encore perçue. Il lui semblait d'abord que la ligne médiane — le front, le sternum, la colonne vertébrale — brillait d'une lumière paraissant être produite par le mélange du bleu et du jaune; mais il va voir distinctement une bande d'un bleu très vif, large de trois à quatre centimètres, prendre naissance vers le bord supérieur du frontal, descendre sur le front, diminuer de largeur et suivre la ligne du nez sous la forme d'un filet très brillant. A quelques millimètres au-dessous des ailes du nez, ce filet s'élargit considérablement et couvre toute la lévre supérieure où il paraît se terminer. Cette teinte bleue reparaît a la pointe du menton, suit le digastrique, la ligne des sterno-hyoïdiens, le sternum; et en s'affaiblissant, arrive jusqu'au nombril, où elle disparaît à peu près complètement. Par derrière, une bande jaune pâle, large de quatre à cinq centimètres part de la région coxygienne, remonte la colonne vertébrale et devient de plus en plus brillante jusqu'au cervelet. Ici, le phénomène se complique et la colonne vertébrale nous présente un spectacle aussi curieux qu'inattendu. — Au milieu de cette bande jaune, il se détache une bandelette large de huit à dix millimètres qui brille d'un bleu d'une beauté toute particulière. En examinant de plus près, le voyant reconnaît la présence de plusieurs couleurs plus ou moins vives qui pâlissent et tendent à disparaître sous les reflets du bleu. Ces couleurs sont disposées en minces filets les unes à côté des autres, comme la nature nous les présente dans l'arc-en-ciel, c'est-à-dire, en partant du côté droit, le violet, l'indigo, le bleu, le vert, le jaune, l'orangé, le rouge. A la base du cervelet, cette petite bandelette s'élargit et les couleurs semblent s'entremêler circulairement, en repoussant le jaune à droite, à gauche et jusqu'à un centimètre au-dessus du bord supérieur de l'occipital, où il se termine sous la forme d'un cordon d'un jaune très vif. Une circulation semble s'établir entre cette couleur jaune et la bleue de la région frontale, et leur mélange produit un vert d'une remarquable beauté qui couvre la partie supérieure de la tête, sur une largeur de 4 à 5 centimètres.

En étudiant les couleurs nous avons remarqué que le bleu et l'indigo sont positifs, le jaune et l'orangé négatifs. Ici, nous observons que le côté droit et une bande large de 2 à 4 centimètres, couvrant la ligne médiane sur le devant du corps, brillent d'une couleur bleu-indigo ; que le côté gauche et une bande large de 4 à 5 centimètres, couvrant la ligne médiane sur le derrière du corps, brillent d'une couleur jaune-orangé.

La polarité d'ensemble du corps humain que l'expérimentation m'a permis d'établir se trouve donc vérifiée et entièrement confirmée. La ligne bleue de la colonne vértébrale, quoique positive sur une largeur de 5 à 6 millimètres, ne modifie l'action négative du jaune, qu'à la condition d'agir exclusivement sur les filets positifs de cette bandelette ; et cela ne peut guère se faire qu'avec une lame aimantée d'une faible épaisseur, avec une feuille, le pédoncule d'une fleur ou d'un fruit. En appliquant la main sur le milieu du dos, on couvre entièrement la ligne jaune et son action négative annihile toute action positive de la bandelette qui la divise.

Cherchons à vérifier de la même façon la

polarité secondaire.

— Nous savons que dans son ensemble le bras droit est bleu, le gauche, jaune. En examinant plus attentivement, le voyant voit briller l'intérieur de la main droite d'un bleu indigo très vif, surtout vers le petit doigt; celui de la main gauche, d'un beau jaune orangé, surtout vers le pouce. Le dessus de la main droite parait jaune-pâle, celui de la gauche bleu-clair. Sur toute la longueur du bras droit, la ligne du petit doigt brille d'un filet, bleu très vif, la ligne du pouce, d'un jaune très pâle. Sur le bras gauche, un filet, d'un beau jaune-orangé brille sur la ligne du pouce; un filet bleu très pâle sur la ligne du petit doigt.

Les deux jambes et les deux pieds brillent des mêmes couleurs que les mains et les bras correspondants.

Tous les doigts brillent d'un très mince filet bleu du côté de l'oriculaire, jaune de l'autre côté.

L'intensité des couleurs nous montre bien que la polarité secondaire du corps humain est en tout conforme à ce que l'expérience m'a démontré.

Autres détails. — De l'oreille droite, il jaillit

continuellement un faisceau de lumière bleue; de la gauche, un faisceau de lumière jaune. Chaque mouvement respiratoire lance par la narine droite un faisceau de lumière bleue; par la gauche, un faisceau de lumière jaune. Le son de la voix émet une couleur positive qui n'est pas la même chez toutes les personnes. Quand le timbre de la voix est aigu, la couleur est bleue; les sons nasillards sont bleu-gris ou rouges. Le souffle chaud est bleu-gris, le souffle froid lancé en serrant les lèvres comme pour éteindre une bougie est jaune. Le sifflement est d'un bleu-indigo d'autant plus brillant qu'il est plus aigu.

Cet examen nous révèle l'existence d'un axe polaire d'importance secondaire que l'expérimentation ne nous a pas montré : c'est la bouche. — La lèvre supérieure brille d'un bleu vif, la lèvre inférieure et la plus grande partie du menton sont jaunes. En effet, si nous présentons le pôle positif d'un barreau aimanté à un ou deux centimètres de la lèvre supérieure, le sujet éprouve de la répulsion et s'endort. Si nous présentons le même pôle à la lèvre inférieure, il éprouve de l'attraction et se réveille. En se servant du

pôle négatif dans les mêmes conditions d'opposition, les effets sont identiques.

Si nous frappons nos mains l'une dans
l'autre, il jaillit un faisceau de lumière verte.
Si on se heurte la tête contre le mur, il
jaillit un faisceau de lumière bleue, violette ou rouge, selon la violence du choc, si
c'est le côté droit qui a été frappé; un faisceau de lumière jaune, si c'est le côté
gauche.

En examinant alternativement des hommes
et des femmes, le voyant s'aperçoit que chez
les hommes, le bleu-indigo est plus brillant,
plus actif, plus beau que chez la femme ;
tandis que chez celle-ci, le jaune-orangé est
plus brillant, plus actif que chez l'homme.
Cette différence dans l'intensité lumineuse
du même côté du corps, chez les deux sexes,
nous permet de comprendre que l'homme
est *plus positif* que la femme, celle-ci, *plus
négative* que l'homme.

Quand l'équilibre des forces qui constitue
la santé est rompu, les couleurs se modifient plus ou moins. Dans les maladies
caractérisées par une diminution de l'activité
organique —faiblesse du sang, des nerfs ou

des muscles, paralysie —, les couleurs sont plus pâles, moins brillantes, moins actives; dans celles qui sont au contraire caractérisées par une augmentation de l'activité organique, par de l'inflammation, une excitation quelconque du sang, des nerfs ou des muscles, les couleurs paraissent plus foncées, plus vives, comme si elles étaient la conséquence directe d'une combustion plus active.

Nous savons maintenant que toutes les parties positives du corps humain brillent bleu-indigo, et les négatives jaune-orangé. Nous allons bientôt avec la certitude que tous les corps, toutes les substances, toutes les forces positives brillent d'une lumière positive; que tous les corps, toutes les substances, toutes les forces négatives brillent d'une lumière négative.

Le corps des animaux brille de couleurs analogues à celles du corps humain.

Le sommet des plantes, feuilles, fleurs, fruits, quelle que soit la couleur sous laquelle nous les voyons tous à la lumière du jour, brille bleu, violet ou rouge; la base est jaune. La lumière des fleurs est plus brillante que celle des feuilles et des fruits. On observe toujours plusieurs nuances d'une même couleur dans les différentes parties de la fleur. Ainsi, dans une fleur qui brille bleu, le bord des pétales est bleu-vif, le centre bleu-clair, le pistil et les étamines sont indigo plus ou moins vif. Ces différentes nuances rayonnent autour des fleurs et des feuilles, et la lumière des unes se mêlant avec celle des autres, donne à l'ensemble de la plante, l'aspect d'un buisson flamboyant d'une remarquable beauté. La plante est suffisamment éclairée pour que le voyant distingue, sans aucun effort, tous les détails de forme, de structure et de couleur.

Les corps morts et les plantes desséchées brillent de couleurs analogues à celles qui leur étaient propres durant la vie, mais ces couleurs sont moins brillantes, moins actives.

Les aimants et les cristaux brillent d'une lumière très-intense, bleu-indigo au pôle positif, jaune-orangé au négatif.

Le courant magnétique de la terre devient visible. Prenons une tige quelconque, de préférence un manche à balai, et plaçons-le dans la direction du méridien, une lumière bleue paraîtra vers le nord, une jaune vers le sud.

Tous les métaux, tous les corps simples

ou composés brillent indigo, bleu, violet ou rouge, s'ils sont positifs; orangé ou jaune s'ils sont négatifs.

Des effets lumineux du même caractère se montrent dans l'électricité, dans le calorique, dans le son, dans le frottement, dans les actions chimiques, etc, etc..

Les forces magnétiques que nous trouvons dans tous les corps se transmettent à distance sur un fil conducteur et deviennent visibles à l'extrémté du fil sous forme de lumière colorée. Cette lumière qui est la même que celle des corps soumis à l'expérience, paraît en être le prolongement.

Tous les corps unipolaires, c'est-à-dire ceux qui ne possèdent aucune trace d'organisation ou d'aimantation, brillent d'une seule couleur, présentant quelquefois des teintes plus vives aux angles ou aux extrémités. Cette lumière jaillit continuellèment en scintillant et forme autant des corps une atmosphère lumineuse qui leur est propre.

Tous les corps organisés et ceux qui présentent seulement des traces d'organisation comme les cristaux, ainsi que la terre et les aimants, nous montrent des phénomènes plus compliqués. Ces corps sont traversés par deux courants qui cheminent en sens contraire autour du même axe et brillent de couleurs polairement opposées.

Prenons pour exemple le corps humain. Plaçons-le horizontalement sur le dos, dans une position hétéronome avec la terre, pour éviter tout malaise qui troublerait l'harmonie des fonctions et deviendrait certainement visible sous forme de couleurs; puis, prions le voyant d'examiner attentivement comment se comporte cette *lumière humaine* dont nous venons de constater l'existence. — Le courant positif se montre sur le côté droit de la tête, mais tout indique qu'il n'y prend pas naissance et qu'il monte inaperçu par le côté gauche. En descendant sur le côté droit du corps, il devient visible sous la forme d'une belle lumière bleu-indigo, qui jaillit continuellement en scintillant de toutes les parties, mais surtout des extrémités des mains et des pieds, où elle atteint ordinairement une longueur de 10 à 20 centimètres. Le courant négatif paraît au côté gauche de la tête, mais tout indique également qu'il n'y prend pas naissance et qu'il monte inaperçu par le côté droit. En descendant le côté gauche, il devient visible sous la forme d'une lumière jaune-orangé qui présente tous les caractères de la précédente.

Les particules lumineuses jaillissent continuellement du corps et sont généralement poussées en ligne droite, perpendiculairement à la surface. En approchant des extrémités, l'angle que forme la ligne suivie par une particule avec la surface, devient de plus en plus aigu, de telle façon qu'aux extrémités, les lignes sont presque parallèles et forment un véritable faisceau lumineux.

Ce phénomène nous indique suffisamment que les particules lumineuses sont mises en mouvement par deux forces, par deux courants qui les poussent en sens contraire. Ces deux courants qui sont inséparables l'un de l'autre, paraissent avoir pour objet de maintenir l'équilibre des forces et de présider aux fonctions de la vie. J'ajouterai que l'on parvient quelquefois à interrompre ces courants et que le sujet tombe immédiatement en syncope, c'est-à-dire dans un état de mort apparente qui ne tarderait certainement pas à devenir une mort réelle.

Nous avons remarqué bien souvent que les effets, quoique de même nature et présentant

8.

des effets généraux identiques, n'en présentent pas moins des caractères particuliers inhérents à la nature de chaque force,
ce qui nous démontre assez que ces forces se modifient plus ou moins selon la
nature des corps qu'elles traversent. Ainsi,
les aimants puissants et les cristaux de gros
volume produisent des effets de calme et
d'exitation analogues à ceux du corps humain ; mais l'action des premiers est plus
forte, plus brutale, tandis que l'action humaine est plus douce, plus pénétrante, plus
agréable et plus vivifiante.

Le corps humain s'assimule l'agent magnétique tel qu'il existe dans la nature et en
puise constamment une certaine somme pour
ses besoins.

Mais quand une cause quelconque l'empê-
che de puiser à cette source commune,
il a besoin de recourir à des moyens intermé-
diaires pour obtenir ce que la nature lui refuse.
Dans ce cas, le corps humain assimule cet
agent avec d'autant plus des facilité qu'il est
plus *tamisé*, plus *purifié*, plus en *harmonie* avec
son organisation. C'est ainsi que les fluides
émanant de l'électricité, des métaux, du son,
du calorique, etc., sont plus *bruts*, et conséquemment moins faciles à assimiler que ceux

des cristaux; que ceux-ci le sont à leur tour moins que ceux des végétaux; que l'action végétale l'est moins que l'action animale; et que l'action animale est encore inférieure à celle de l'homme.

Nous voyons que cet agent traverse, imprègne et sature tous les corps, et qu'en les traversant il est à son tour imprégné, saturé de leurs qualités propres. Il en résulte donc un échange réciproque d'atômes, d'agrégats qui doit modifier continuellement la nature intime des corps.

. . . .

— Où doit conduire cette éternelle transformation???

— C'est ce que je ne chercherai pas à savoir. Pour le moment, le champ que j'ouvre à l'étude de cette *physique physiologique* est assez vaste pour ne pas désirer l'étendre encore, surtout avant d'en avoir sondé toute la profondeur. En attendant, contentons-nous de faire l'application à la thérapeutique des principes qui nous sont démontrés.

DEUXIÈME PARTIE

APPLICATION

DE LA SENSIBILITÉ MAGNÉTIQUE

Il est probable qu'il n'existe pas une personne, pas un animal, pas une plante; en un mot pas un être organisé qui soit complètement insensible à l'action du magnétisme humain et à celle de toutes les forces que nous avons étudiées.

L'homme est moins sensible à l'état de santé qu'à l'état de maladie et tous les malades ne sont pas également sensibles. La sensibilité me parait répartie chez ceux-ci dans les proportions suivantes : — 5 °|₀ ne ressentent aucun effet appréciable d'une action prolongée pendant 30 minutes. Dans le même espace de temps, 5 0/0 éprouvent un effet, mais seulement sous l'action excitante. 10 0|0 éprouvent des effets appréciables de calme et d'excitation. 15 0|0 éprouvent des effets bien appréciables : la main droite au front les engourdit légèrement, la gauche les dégage.

45 0[0 sentent des effets très appréciables :
la main droite au front produit de la répulsion, de la chaleur, de la céphalalgie, un engourdissement plus ou moins prononcé avec
tendance à fermer les yeux ; la gauche produit au contraire attraction, fraîcheur, bien-
être, dégagement. 15 0[0 sont fortement repoussés et plongés dans un sommeil plus ou
moins profond avec ou sans somnambulisme
par l'action de la main droite au front ; ils
sont attirés, rapidement dégagés et réveillés
par la gauche. Enfin, 5 0[0 sont excessive-
ment sensibles. A un mètre de distance, la
main droite les repousse très fortement au
front et les endort en une ou deux minutes ;
la gauche les attire et les réveille à la même
distance dans un temps à peu près égal.

Chez ces derniers, l'action calmante trop
prolongée peut amener l'anéantissement et la
paralysie ; l'action trop excitante produit au
contraire une contracture partielle ou générale. Les malades d'une sensibilité aussi exa-
gérée ne sont généralement pas les plus
faciles à guérir ; car si on les calme facilement, la cause la plus insignifiante peut les
exciter. Dans tous les cas, le magnétiseur,
même le plus expérimenté, doit agir vis-à-vis
d'eux avec la plus grande prudence. Dans la

plupart des cas, cette sensibilité diminue au fur et à mesure que la guérison s'opère. Chez les malades peu sensibles, la sensibilité augmente pendant le cours du traitement pour revenir à son état normal quand la guérison est achevée.

DU MAGNÉTISEUR

Toute personne peut magnétiser, soit exercer une action sur une autre personne; mais la première des conditions pour magnétiser utilement, c'est de posséder une vitalité puissante, ou tout au moins d'être dans un état de santé aussi parfaite que possible. L'agent magnétique se modifiant selon l'état physiologique de chaque individu, il est évident que l'homme malade ne peut transmettre qu'un principe morbide, vicié, portant fatalement en soi les éléments d'une affection analogue.

On pourrait donc diviser la masse des humains en deux catégories : 1° ceux dont la santé est équilibrée et qui sont plus ou moins aptes à magnétiser; 2° les malades à différents degrés, c'est-à-dire ceux qui ne sont susceptibles qu'à recevoir l'action magnétique.

Avec de la prudence, tous ceux de la

première catégorie obtiendront presque toujours des résultats satisfaisants. A l'opposé de la médecine, l'agent magnétique, qu'il vienne du corps humain, de tout autre corps ou agent de la nature, possède l'immense avantage de ne jamais déterminer d'accidents sérieux. On peut même procéder par tâtonnements, essayer successivement de calmer et d'exciter, pour s'arrêter au mode qui aura donné les meilleurs résultats. Mais pour obtenir plus sûrement et plus rapidement l'effet que l'on cherche, il est indispensable de posséder des connaissances spéciales, ou tout au moins, les éléments de l'anatomie et de la physiologie du corps humain. Ceux qui sont étrangers à ces connaissances et qui désirent soulager leurs maux et les maux de ceux qui les entourent, feront bien de les acquérir. Les deux figures suivantes donnent une idée de l'emplacement des principaux organes; mais pour tout ce qui touche aux fonctions organiques, il est indispensable de recourir à des ouvrages spéciaux. Le style scientifique rend la plupart de ces ouvrages, imcompréhensible à ceux qui n'ont pas fait d'études médicales; je recommande donc au lecteur, s'il désire connaître les notions qui lui sont indispensables, les deux ouvrages suivants, qui réunissent les condi-

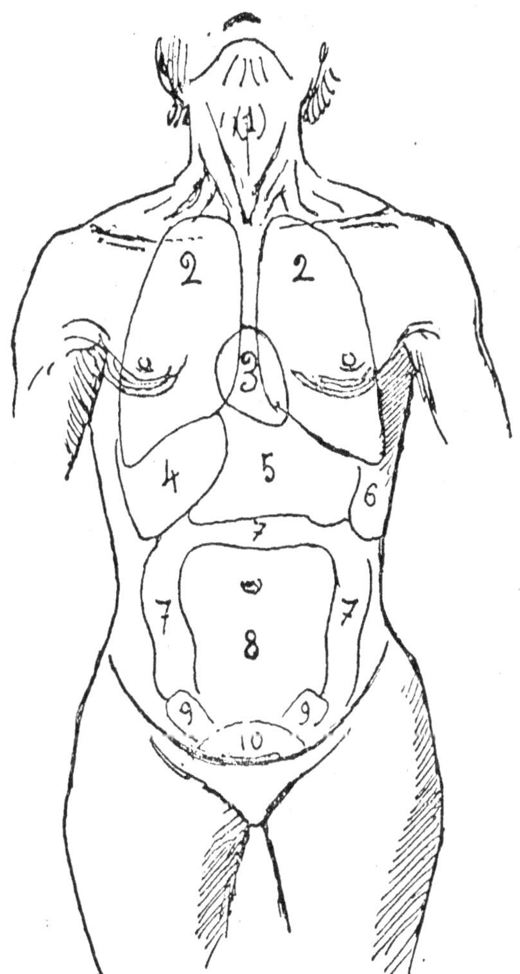

Fig.5—1, Région du larynx ; 2, région des poumons; 3, région du cœur ; 4, région du foie ; 5, région de l'estomac ; 6, région de la rate ; 7 et 8, région de l'intestin ; 9, région des ovaires; 10, région de la vessie et de l'utérus.

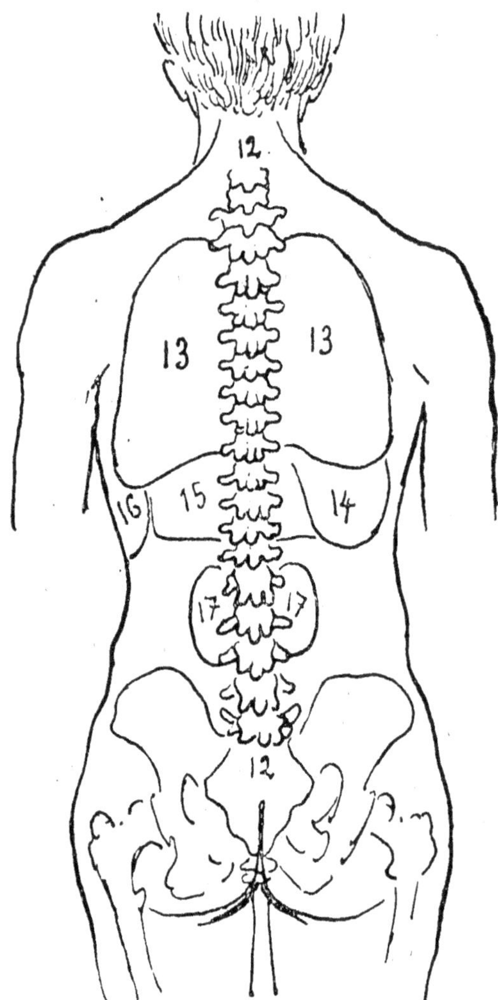

Fig. 6. — 12, région de la colonne vertébrale; 13, région des poumons; 14 région du foie; 15, région de l'estomac; 16, région de la rate; 17, région des reins.

tions de clarté et de simplicité désirables : *Physiologie et hygiène des écoles, des collèges et des familles*, par Dalton, in-18 avec 68 figures ; *Connais-toi toi-même*, notions de physiologie à l'usage de la jeunesse et des gens du monde, par Louis Figuier, in-4°, avec 166 figures.

La volonté n'est pas indispensable comme le pensaient les anciens magnétiseurs. Un état de calme et de sang-froid, des dispositions sympathiques envers le malade, sont les meilleures conditions pour magnétiser utilement.

Quelques femmes ne consentent pas à se laisser magnétiser par un homme, lors même qu'elles sont accompagnés par leur mari ou par une autre personne. C'est un tort. — Un magnétiseur guérit toujours plus facilement les femmes que les hommes ; et une femme qui sait bien magnétiser, guérit aussi plus facilement les hommes que les femmes.

Il nous est démontré que les pôles ou fluides de nom contraire s'attirent, que les pôles ou fluides de même nom se repoussent ; nous savons que l'homme est plus positif que la femme, celle-ci, plus négative que l'homme. Il s'en suit que, sans qu'il y ait de répulsion, l'attraction et la sympathie qui en est la conséquence ne sauraient être complètes entre deux hommes et entre deux femmes, parce que leurs pôles ou fluides de même nom présentent la même modalité.

D'un autre côté, un magnétiseur doit être considéré comme un médecin et la pudeur doit disparaître devant le désir de guérir. Donc, autant que possible, un malade doit choisir un magnétiseur d'un autre sexe.

L'époux et l'épouse sont dans les meilleures conditions pour se magnétiser réciproquement, surtout s'ils ne sont pas de la même famille. Mais ils n'exercent pas sur leurs enfants une action aussi active qu'un étranger.

Dans tous les cas, l'application du magnétisme par une personne exercée produit toujours de bons effets, et les résultats ne diffèrent jamais que du plus au moins. Le frère bien portant peut donc magnétiser son frère malade, la mère, magnétiser sa fille, le père, son fils ; et si les effets ne sont pas aussi rapides, aussi agréables que si le malade avait choisi un magnétiseur d'un autre sexe, étranger à la famille, ils seront toujours satisfaisants.

AUTOMAGNÉTISATION

Dans la plupart des maladies ou l'ensemble

de l'organisme n'est pas complètement affecté comme dans la fièvre, on peut au besoin se magnétiser soi-même et devenir son propre médecin. Toutefois, il est toujours préférable d'avoir recours à une autre personne, à un voisin, à un ami sympathique, parce que l'on agit beaucoup moins bien sur soi que sur un autre.

D'abord, toutes les parties du corps ne sont pas à la portée des mains qui sont les seuls organes que l'on puisse utiliser; et d'un autre côté, si bon observateur que l'on soit, on observe toujours mal quand il s'agit de soi-même. Jusqu'à présent, un malade qui veut se traiter lui-même par les moyens ordinaires de la médecine, s'imagine presque toujours avoir en même temps toutes les maladies dont il a lu la description, et commence tour à tour trois ou quatre traitements différents, sans en continuer aucun. N'obtenant presque jamais de résultat satisfaisant, il se croit incurable, cesse bientôt tout traitement et laisse la maladie se développer. Il est à craindre qu'il en soit de même longtemps encore pour l'application de la médecine magnétique.

Dans tous les cas, il y a des exceptions, et pour rester fidèle à mon programme, je dois indiquer les moyens de se traiter soi-même, quand on ne peut pas se faire traiter par un autre.

L'action que l'on exerce sur soi-même étant de même nature que celle que l'on exerce sur un autre, il est inutile de faire une description spéciale des procédés de l'automagnétisation. Tous les principes que je vais exposer, tous les moyens que je vais indiquer au sujet de l'action humaine sont, dans les mêmes cas, applicables sur soi-même dans la mesure du possible. Tous les moyens auxiliaires y sont complètement applicables.

Il est ici une observation importante à faire. — Les malades assez sensibles pour être endormis magnétiquement ne devront jamais s'exciter pour éviter de produire le sommeil magnétique et les contractures qui en sont souvent la conséquence. Le sommeil magnétique a besoin d'être dirigé et le malade reste toujours complétement étranger à cette direction. Abandonné à lui-même, ce sommeil peut se transformer en somnambulisme déréglé et intermittent, donner lieu à des hallucinations et faire courir au malade les plus grands dangers. Les malades de cette catégorie devront donc toujours se calmer.

DES MALADIES EN GÉNÉRAL

Chaque maladie présente des caractères généraux communs à un grand nombre de cas de même nature, et des caractères particuliers, des symptômes caractéristiques dont on ne trouve aucune trace dans une autre maladie.

La médecine divise l'étude des maladies en groupes, en familles et les catalogue suivant les organes qu'elles affectent et les symptômes qu'elles présentent. Cette classification comporte un nombre considérable de divisions et de subdivisions dont la connaissance ne peut nous être d'aucune utilité. D'abord, je n'écris pas un traité de matière médicale; ensuite, les procédés que j'emploie n'étant pas ceux de la médecine, la classification qu'elle a établie n'est pas conforme à celle qui m'est nécessaire.

Les médecins alchimistes qui cherchaient l'*Élixir de longue vie* pour prolonger les jours et guérir toutes les affections, pensaient qu'il n'y a qu'une maladie, et qu'il ne doit conséquemment y avoir qu'un remède. Au siècle dernier, Mesmer affirmait également qu'il n'y a qu'une maladie, qu'un remède, et que ce remède, c'est le magnétisme.

Je vais tâcher de démontrer qu'en réalité il n'y a qu'une maladie, que cette maladie et la conséquence d'un dérangement de l'équilibre des forces vitales, et que ce dérangement ne peut se produire dans l'organisme que de deux façons.

Le meilleur remède est celui qui guérit. Mais tous les remèdes employés par la médecine classique présentent des dangers plus ou moins grands et ne sont applicables que dans un très petit nombre de cas particuliers. Le magnétisme agit dans tous les cas, guérit tous les cas quand il est appliqué en temps convenable; et l'on a pas besoin d'être médecin pour l'appliquer avec succès, sur soi et sur les siens. Donc, le magnétisme peut être considéré comme la *panacée universelle* que les alchimistes et les philosophes hermétiques ont en vain cherchée pendant tant de siècles.

Les fonctions organiques sont gouvernées par une loi d'équilibre, et cette loi appartient certainement au domaine de la polarité. D'une part, c'est une force positive, architechtonique, plastique, organisatrice et conservatrice de la vie; d'autre part, une force négative et destructive agissant en sens opposé.

Quand ces deux forces sont d'égale tension, et c'est l'exception, l'équilibre est parfait et nous jouissons de *la santé.*

Si la force qui conserve augmente quand celle qui détruit diminue ou reste stationnaire, les fonctions s'accomplissent avec trop d'activité ; si au contraire, la force qui détruit augmente quand l'autre s'affaiblit ou reste stationnaire, l'équilibre se rompt, et dans les deux cas, c'est *la maladie.*

Donc, quand un organe devient malade, c'est qu'il manque d'énergie, de force, d'excitation pour accomplir ses fonctions, ou qu'il possède trop d'énergie, trop de force, trop d'excitation et qu'il accomplit ses fonctions avec trop d'activité. Il est évident qu'entre ces deux cas, il n'y a pas de milieu ; et que, sans aucune exception, toutes les maladies peuvent être classées en deux catégories : 1° *affections paralytiques* caractérisées par le manque d'énergie, la diminution ou l'abolition des fonctions organiques ; 2° *affections inflammatoires* ou *d'excitation* caractérisées par une énergie trop grande et par l'exagération des fonctions organiques.

Examinons les caractères généraux des affections paralytiques :

Circulation. — Les vaisseaux lymphatiques diminuent d'activité, les globules blancs cessent de se développer en quantité suffisante, l'hématose se fait imparfaitement et les globules rouges n'étant plus suffisamment renouvelés diminuent de volume et de quantité. Il en résulte un ralentissement de toutes les fonctions; les pâles couleurs, la cachexie, l'anémie et la chlorose se développent plus ou moins vite. Le pouls devient plus lent, les extrémités se refroidissent, la circulation se ralentit; il y a palpitations, faiblesse générale, catalepsie, syncope.

Sens. — Les sens s'émoussent et s'abolissent; c'est la cécité, la surdité, la perte plus ou moins complète du goût, de l'odorat et du tact.

Mouvement. — Les nerfs du mouvement perdent leurs propriétés d'exciter les contractions musculaires, les mouvements deviennent plus lents et manquent de souplesse, les membres s'engourdissent et refusent d'obéir à la volonté : c'est la paralysie progressive, le tremblement nerveux. Les articulations se dessèchent, craquent au moindre mouvement, deviennent raides, se meuvent difficilement et finissent par devenir incapables d'exécuter un mouvement.

Sensibilité. — Les nerfs du sentiment transmettent imparfaitement les sensations, la sensibilité s'émousse et disparaît, c'est l'analgésie, l'anesthésie.

Fonctions cérébrales. — Les fonctions de l'intelligence se ralentissent et donnent lieu à un affaiblissement physique et moral, le cerveau et la moelle épinière se paralysent et s'atrophient, la mémoire s'affaiblit, la conception des idées se ralentit, les réponses se font attendre, l'hébétude arrive ; puis, c'est l'hypochondrie, le spleen, l'iodiotie, la démence.

Muscles. — La fibre musculaire diminue de volume et se contracte avec moins d'énergie, se fatigue plus vite et a besoin d'un repos plus prolongé, Les muscles et les organes se relachent, s'atrophient, le corps vivant de plus en plus au dépens de sa propre substance, maigrit et une pâleur caractéristique se montre sur les traits du visage.

Nutrition. — Les sécrétions diminuent, ou si elles sont aussi abondantes, elles ne possédent plus les principes chimiques qui sont indispensables aux fonctions de la circulation, de la salivation, de la digestion et de l'assimilation. Ce ralentissement donne lieu à un nombre considérable de troubles organiques.

Pour plus de clarté, procédons méthodiquement, et classons quelques-uns de ces troubles selon les organes qu'ils affectent :

Peau. — La peau s'amincit, devient froide, pâle, terreuse ; la transparition disparaît, les cheveux tombent et ne repoussent plus : c'est la calvitie.

Bouche. — La salivation diminue, la bouche est séche, l'haleine fétide et les gencives deviennent putrides.

Gorge, œsophage. — Il semble que la voix est émise par le nez, surtout après une violente émotion, la déglutition des aliments est plus ou moins difficile, on reste quelquefois des heures à table sans pouvoir satisfaire son appétit : c'est la dysphonie, le nasillement, le nasonnement de la voix, la dysphagie.

Larynx. — La voix s'affaiblit, devient basse, sourde, et fait même complètement défaut : c'est l'aphonie.

Poumons et bronches. — La poitrine est faible, la respiration gênée ; on a besoin d'air. Toux plus ou moins violente, crachats visqueux se détachant difficilement des bronches, oppression, suffocation, dyspnée, bronchite suffocante ou capillaire, asthme, emphysème pulmonaire, asphyxie.

Estomac. — Le suc gastrique ne contient plus les éléments nécessaires aux fonctions de la digestion et les contractions de l'organe se ralentissent; les aliments séjournent dans l'estomac, s'y décomposent et donnent lieu à des gaz qui produisent des étouffements, des éructations, des renvois. On manque d'appétit, on éprouve du ballonnement, des embarras gastriques, de la dyspepsie.

Intestin. — Les mouvements de l'intestin sont plus lents, la sécrétion des liquides propres à la digestion intestinale diminue et les aliments cheminant plus lentement donnent lieu au météorisme, aux borborygmes, au ballonnement du ventre, à la constipation.

Foie. — La bile ne possède plus les qualités suffisantes pour opérer la digestion intestinale; il y a échauffement, constipation. L'atonie du foie donne lieu à l'ictère spasmodique, aux calculs biliaires qui produiront plus tard la colique hépatique.

Reins. — L'atonie des reins amène une diminution dans la sécrétion des urines qui sont pâles, claires ou qui contiennent au contraire des dépôts rougeâtres et des concrétions donnant naissance à la gravelle, à la pierre, aux calculs qui produiront plus tard les coliques néphrétiques.

Vessie, urètre et prostate. — Les urines sont rares, ou si elles sont abondantes, elles sont claires et ne contiennent qu'une faible partie de leurs principes constitutifs. Il peut survenir l'inertie de la vessie qui met le malade dans l'impossibilité d'uriner, l'incontinence, la retention d'urine, le retrécissement de l'urètre.

Voies spermatiques. — La diminution d'activité donne lieu à l'impuissance.

Utérus et ovaires. — Les menstrues sont supprimées, ou elles sont irrégulières et peu abondantes. Les jeunes filles se forment difficilement et l'âge critique est pénible à traverser. Pendant ou après l'accouchement, les contractions utérines sont faibles, lentes et peu douloureuses ; le relâchement de la matrice qui ne se retracte pas, peut donner lieu à des pertes abondantes qui mettent souvent la vie en danger.

Le plus grand nombre des affections causées par l'excitation, l'augmentation ou l'exagération des fonctions sont désignées en médecine sous le nom *d'inflammations* ; et pour les distinguer, on ajoute la terminaison *ite* au nom de l'organe ou de la partie affectée.

La maladie est dite *aiguë* quand l'invasion est soudaine, qu'elle met la vie du malade en danger et que la durée ne dépasse pas 30 à 40 jours. Si elle ne se termine pas par la mort du malade ou par la guérison, la période aiguë se modifie, et la maladie passe à *l'état chronique*. L'inflammation existe souvent à *l'état latent*, c'est-à-dire qu'elle se développe lentement, sans provoquer de douleurs violentes.

Les symptômes généraux des affections inflammatoires sont ordinairement plus douloureux, plus apparents, plus faciles à constater que ceux des affections paralytiques.

Circulation. — Les vaisseaux lymphatiques sécrétent un liquide plus abondant. Le sang contient une plus grande quantité de globules blancs et les noyaux que ces globules renferment sont plus nombreux et plus gros. Les capillaires sont distendus et plus visibles que de coutume. Le sang bouillonne dans les veines, la circulation est entravée; et malgré cela, le pouls s'accélère et le cœur, pour vaincre la résistance, s'hypertrophie. Il y a pléthore, chaleur dans les membres, fièvre plus ou moins intense. Quand le cœur

est plus spécialement affecté, c'est la névralgie de cœur, l'endocardite, la péricadite, l'angine de poitrine, l'aortite, l'anévrisme.

Sens. — Les sens peuvent être exaltés,
surtout dans les maladies aiguës. Les yeux
deviennent d'une sensibilité très grande, le
goût, l'odorat, le tact sont très développés, et
l'ouïe acquiert quelquefois une finesse dont
nous pouvons difficilement nous faire une idée.

Mouvement. — Le malade à sans cesse
besoin de mouvement; il marche, il s'agite
et ne trouve de repos nulle part. C'est le caractère propre de certaines formes de la folie.
L'exagération de l'activité produit encore les
crampes, les tics, les spasmes, les convulsions, la contracture, le tétanos. De l'inflammation des articulations il résulte le rhuma-
tisme articulaire, l'arthrite, l'hydarthrose,
l'hygroma, et enfin, l'ankilose. L'inflammation
du cerveau détermine les maux de tête plus
ou moins violents, la migraine, la céphalalgie,
la cérébrite, la méningite, les convulsions.
Quand la moelle épinière est affectée, c'est
la myélite, l'ataxie.

Sensibilité. — L'activité désordonnée des
nerfs donne lieu à des sensations exagérées
et à des mouvements involontaires; dans tous
les cas, les sensations sont plus vivement

ressenties qu'à l'ordinaire, et sont presque toujours pénibles ou douloureuses. L'exagération de la sensibilité constitue l'hyperesthésie. L'inflammation des nerfs du sentiment produit les névralgies de toute nature, le névrôme, la névrite, l'odontalgie, la sciatique. L'excitation et l'exagération des fonctions nerveuses produit encore les attaques de nerfs, les convulsions, la chorée, l'hystérie, l'épilepsie, le tétanos.

Fonctions cérébrales. — La volonté, l'intelligence peuvent être augmentées dans une proportion plus ou moins grande. A un faible degré, c'est l'exaltation ; puis c'est l'hallucination, la manie, le délire, le somnambulisme naturel, l'extase, l'agitation, la fureur, la folie et les actes insensés.

Muscles. — La fibre musculaire se contracte avec plus d'énergie que de coutume, et quand l'excitation grandit, les muscles et les divers organes, deviennent eux-mêmes le siége de tiraillements, de crampes, de contractures. L'inflammation donne lieu à la goutte, aux douleurs rhumatismales, à l'ahi douloureux ; ce sont encore les convulsions, les tics, les crampes, les contractures, le strabisme convulsif, les dégénérescences graisseuse, fibreuse et amyloïde des muscles.

Nutrition. — Les sécrétions augmentent dans une proportion plus ou moins considérable et donnent lieu à des troubles qui déterminent l'albuminerie, le diabète, la callosité des tissus; à des empâtements, des engorgements, des obstructions, des tumeurs, des kystes, des loupes et des dépôts de toute nature.

Peau. — La transpiration est plus ou moins abondante, la peau est quelquefois altérée, inégale, rugueuse, épaissie et devient le siège de démangeaisons désagréables ou douloureuses. Il survient alors des érosions, des angelures, des ampoules, des gerçures. Quand le sang est acre, impur, ce sont les éruptions de différente nature : l'urticaire, l'herpès, l'acné, la couperose, le zona, les dartres, l'exzéma, l'impétigo, la gourme. Les cellules épidermiques s'altèrent et deviennent le siège d'ulcères scrofuleux, le cuir chevelu se couvre de pellicules, la teigne se déclare, les cheveux s'amincissent et deviennent cassants, ils frisent comme la laine ou cessent de se développer.

Bouche. — La salivation est plus abondante que de coutume et donne lieu à des crachements abondants, la salive tombe de la bouche, les gencives se gonflent et deviennent douloureuses, c'est la gingivite. On observe encore le muguet, les aphtes, l'odontalgie, la fluxion dentaire, la carie des dents.

Gorge et œsophage. — La gorge se tuméfie et la déglutition devient difficile. Quand l'excitation se complique d'inflammation, c'est l'angine avec ses diverses formes, l'esquinancie, l'amygdalite, la pharyngite.

Larynx. — La voix s'altère, devient rauque, stridente, ou elle est au contraire sourde, étranglée : c'est le rhume, le croup, la laryngite, l'œdème de la glotte, la phthisie laryngée.

Poumons et bronches. — La poitrine est excitée, irritée ; c'est la grippe, le rhume de poitrine, le catarrhe pulmonaire, la tuberculose, la phthisie pulmonaire, la fluxion de poitrine, la pleurésie, l'empyème, ia bronchite, la trachéite.

Estomac. — Le suc gastrique et le mucus stomacal sont sécrétés en trop grande abondance et occasionnent des glaires, des pituites, des vomissements glaireux, des aigreurs. Ce sont encore les maux d'estomac, les crampes, les fringales, la gastralgie, la gastrite, l'ulcère de l'estomac, le cancer, le squirrhe.

Intestin. — Les mouvements sont plus rapides, la sécrétion des liquides intestinaux est plus abondante que de coutume, ce qui donne lieu à la diarrhée, à la dyssenterie. D'autre part, ce sont les coliques plus ou moins violentes, l'entéralgie, l'entérite, la névralgie de l'intestin, les crampes, les spasmes, les borborygmes, les flatuosités, le ballonnement, la tympanite, le cancer du rectum.

Anus. — L'excitation des intestins et plus particulièrement celle du rectum, se traduit à l'anus par des hémorrhoïdes, des fistules, des fissures.

Foie. — L'organe sécréte une trop grande quantité de bile, ce qui donne lieu à des diarrhées et à des vomissements bilieux. L'organe s'obstrue s'hypertrophie, c'est la névralgie du foie, la colique hépatique, la cirrhose, les tumeurs, le cancer.

Rate. — La rate s'obstrue, s'hypertrophie, et donne lieu à l'oppression, à des accidents urinaires et à divers malaises qui se font sentir dans la région de l'hypochondre gauche.

Reins. — L'excitation et l'inflammation des reins donnent lieu à l'albuminerie, à la néphralgie, à la néphrite, aux coliques néphrétiques, au cancer, à la maladie de Bright.

Vessie, urètre et prostate. — Les urines sont plus chaudes, plus abondantes que de coutume et charrient des matières colorantes, de l'acide urique, de l'acide phosphorique, du sucre, de l'albumine en quantité anormale. On observe la cystite, l'urétrite, la prostatite, la névralgie du col de la vessie, le catarrhe vésical.

Voies spermatiques. — La sensibibilité des glandes et des bourses augmente ; elles se tuméfient, deviennent plus chaudes, et l'on éprouve une douleur plus ou moins vive jusque dans la région inguinale. Quand l'excitation et l'inflammation augmentent, le mal se complique : c'est l'orchite, l'hydrocèle, l'hématocèle, la dégénérescence graisseuse, l'induration.

Utérus et ovaires. — Les menstrues sont douloureuses, irrégulières et viennent ordinairement plus souvent que de coutume. Le sang coule en abondance et se solidifie en caillots noirs. Il se déclare des hémorrhagies qui mettent quelquefois la vie en danger. Un écoulement muqueux, blanchâtre, ou glaireux et transparent se fait presque constamment; il y a fièvre plus ou moins intense. Quand l'excitation et l'inflammation grandissent, la nutrition se trouble et la femme éprouve des malaises physiques et moraux de toute nature. Selon la forme que l'excitation affecte, c'est la névralgie du col de la matrice, la leucorrhée, la dysménorrhée, la métrorrhagie, la péritonite, l'ovarite, la métrite, l'ulcération, les kystes de l'ovaire, le squirrhe, le polype, le cancer.

Cette classification qui est indiquée par la nature même des maladies, correspond aux moyens dont la médecine magnétique dispose.

On comprend facilement que dans toutes les affections où il y a diminution de l'activité organique, on doit exciter pour augmenter cette activité et la ramener à son état normal; et que dans les affections inflammatoires où l'activité organique est trop grande, on doit la diminuer, c'est-à-dire calmer.

L'application du traitement est facile. Par les agents que nous avons étudiés, nous savons que la nature met à notre disposition toute l'excitation et tout le calme dont nous pouvons avoir besoin.

Un certain nombre de maladies sont compliquées de calme et d'excitation. Une fonction quelconque est diminuée au point d'être presque anéantie, tandis qu'une autre fonction est douée d'une activité désordonnée. Cette complication ne change rien à la règle; on excite les fonctions qui diminuent d'activité, on calme celles qui sont trop actives.

Quoique les tumeurs, les kystes, les dépôts, les obstructions, les engorgements en général, soient la conséquence d'une excitation quelconque, il est nécessaire de combiner les moyens excitants avec les moyens calmants pour aider la nature à se débarasser du principe morbide qui trouble son fonctionnement.

Dans certaines maladies où la violence de l'excitation a produit des lésions organiques, la guérison n'est pas toujours possible. Quand un organe est en partie détruit ou profondément lésé, le mal est incurable. Dans celles qui présentent encore quelque chance de guérison comme la phthisie pulmonaire au deuxième degré de son développement, l'ataxie, l'épilepsie, le cancer et certaines dégénérescences, on doit également calmer et exciter.

Au toucher, une main exercée se rend parfaitement compte de la nature de la maladie. — Dans les affections de nature paralytique, la diminution de l'activité organique se tra-

duit à l'extérieur par une dépression plus ou
moins grande qui indique l'atrophie de l'organe et par une température plus basse que
sur le reste du corps. Dans les affections
inflammatoires, l'augmentation de l'activité
organique se traduit par un renflement plus
ou moins grand qui indique l'hypertrophie
de l'organe et par une température plus
élevée.

La phrénologie et la doctrine des localisations
cérébrales nous enseignent que chaque faculté,
chaque fonction organique ont leur siège en
un point quelconque du cerveau. C'est vrai.
— Une main très exercée sent à la surface
du crâne la nature des modifications qui
ont lieu dans les organes. Dans les affections
de la première catégorie, le point où se trouve
le siège de la fonction organique est déprimé
si l'affection est chronique, ce qui, une
fois encore, indique l'atrophie de la fonction ;
dans tous les cas, les cheveux sont plus lisses,
plus soyeux, et la température est moins
élevée que sur le reste du crâne. Dans celles
de la deuxième catégorie, on observe au
contraire un renflement dans le cas de chro-
nicité, ce qui achève de nous démontrer l'hypertrophie de la fonction ; dans tous les cas,
les cheveux sont plus rudes, plus raides et

la température est d'autant plus élevée que
l'excitation et l'inflammation sont plus considérables.

Cette théorie des localisations cérébrales
est trop compliquée pour que j'en fasse la
description dans un ouvrage de cette nature.
D'ailleurs, en raison même de cette complication, elle ne peut servir qu'au médecin
ou au magnétiseur qui possèdent complètement l'anatomie et la physiologie du cerveau.

PROCÉDÉS DU MAGNÉTISME HUMAIN

L'application du magnétisme humain se fait
par quatre moyens principaux : les *poses*,
l'*action digitale*, les *passes* et les *frictions*.

Les poses consistent en l'application des
mains pendant un temps plus ou moins long
sur les parties que l'on veut actionner. On
peut également les faire à une distance de
quelques centimètres. On les pratique
aussi avec les pieds sur la région des reins,
sur l'abdomen, sur les jambes et sur les
pieds.

L'action digitale se pratique en dirigeant
les doigts en pointe, à 10 ou 15 centimètres
de la partie que l'on veut actionner.

Les passes sont l'action de *passer* les
mains sur les parties que l'on veut actionner

Elles se pratiquent de haut en bas, doucement, en traînant et en effleurant] la surface du corps.

Les frictions s'opèrent par des mouvements circulaires de la paume de la main sur le siège du mal, par une sorte de massage, de douce malaxation que l'on pratique en pressant les chairs avec le bout des doigts, en traînant de haut en bas, comme pour attirer, déplacer et arracher ce qui entrave le fonctionnement de l'organisme.

Nous savons expérimentalement que la loi qui régit les attractions et les répulsions du magnétisme des aimants, est complètement applicable au magnétisme humain ; et conséquemment, que les pôles ou côtés de même nom repoussent et excitent, que 'les pôles ou côtés de nom contraire attirent et calment. Tous ces moyens doivent donc être plus ou moins calmants ou excitants, selon qu'ils sont pratiqués avec l'une ou l'autre main sur le même côté du corps.

DU CALME

Le calme s'obtient au moyen des poses, soit en contact, soit à une faible distance, par l'action digitale, à une distance de 1 ou

10.

2 mètres, par les passes et par les frictions, en observant d'agir toujours avec la main droite sur le côté gauche et sur la colonne vertébrale, avec la gauche sur le droit et sur le devant du corps. En se plaçant en face du malade, on peut facilement agir avec les deux mains sur la région des poumons, et en descendant, jusque sur celle des intestins. En se plaçant à sa gauche, on peut agir avec la même facilité sur la colonne vertébrale et sur le devant du corps. L'action des pieds appliqués sur la région de l'intestin, et surtout sur les pieds, dans les mêmes conditions d'opposition, calme profondément l'ensemble de l'organisme, dégage la tête, régularise la circulation et tend à rétablir l'équilibre.

Quand on veut calmer, on doit agir de préférence par le contact, au moyen des poses, des passes longitudinales; ou alors on se retire à une distance de plusieurs mètres et l'on agi par le regard et par les passes.

DE L'EXCITATION

L'excitation s'obtient par les poses, soit en contact, soit à une faible distance, par les frictions et surtout par l'action digitale, à une distance de 5 à 10 centimètres, en observant d'agir avec la main droite sur le côté droit et sur le devant du corps, avec la gauche sur le côté gauche et sur la colonne vertébrale. En se plaçant en face du malade, on agit plus facilement avec une seule main ou avec un seul pied. Par derrière, on agit avec les deux mains sur le haut du corps, et avec les genoux, ou mieux encore avec les pieds, sur la région des reins. A la droite du malade, on peut également se servir des deux mains, en appliquant la gauche sur la colonne vertébrale, la droite sur le devant du corps.

L'action exercée à une distance de quelques centimètres est plus excitante, plus incisive que celle que l'on exerce par le contact.

MOYENS AUXILIAIRES.

Tous les corps, forces ou agents de la nature que nous avons étudiés peuvent servir d'auxiliaires à l'action humaine.

Les plus énergiques et les mieux à la portée du plus grand nombre, dans l'état actuel de nos connaissances, sont :

Le magnétisme des aimants,

terrestre,

Le magnétisme électrique ou électricité,
— minéral,
— lumineux et colorifique.

Dirigés sur les côtés ou pôles du corps humain, nous savons que les pôles de nom contraire calment, que les pôles de même nom excitent. En possession de cette loi, il est donc facile d'utiliser toutes ces forces selon ses besoins; toutefois, je vais donner quelques indications qui en faciliteront encore l'application.

Magnétisme des aimants. — En dehors du magnétisme humain, le magnétisme des aimants est la force la plus énergique que nous puissions utiliser sans grande dépense.

On se sert généralement d'aimants artificiels. Les plus forts sont courbés en fer à cheval. C'est un aimant de cette forme que l'on emploie pour obtenir des actions énergiques. Les branches doivent être parallèles et d'un écartement de 18 à 20 centimètres, pour actionner en même temps les deux côtés du corps. Selon la sensibilité du malade, il doit avoir une force portante de 5 à 10 kilog.. On le place ordinairement à une petite distance devant le malade, soit à terre, soit sur une chaise ou sur une table, les pôles dirigés sur les jambes, ou sur les régions que l'on veut actionner. Quand le mal est localisé dans un organe ou dans une région quelconque, n'affectant qu'un seul côté, on peut agir avec un seul pôle, en dirigeant l'autre en dehors de la surface du corps.

Chez les malades assez sensibles pour être plongés dans le sommeil magnétique, on doit se servir d'aimants beaucoup plus faibles, ou agir à une distance de plusieurs mètres. Chez eux, une excitation forte détermine presque toujours des contractures plus ou moins intenses qui subsistent rarement après le réveil, mais qui n'en fatiguent pas moins les nerfs et les muscles; et une puissante action calmante, surtout quand elle est prolongée, peut produire la prostration, l'anéantissement et même la paralysie.

Que l'on place l'aimant devant ou derrière le malade, on calme en dirigeant le pôle positif sur le côté gauche, le négatif sur le droit; on excite dans une position opposée.

Chez le plus grand nombre des malades, un barreau aimanté de 28 à 30 centimètres de long, qui porte à peu près son poids, suffit pour produire tout le calme dont on peut avoir besoin, en le plaçant sur les cuisses, ou mieux encore sur les pieds, le pôle positif à gauche, le négatif à droite. Cet aimant, qui est presque toujours suffisant pour calmer, n'est généralement pas suffisant pour exciter.

L'application des aimants de cette nature se fait pendant un temps plus ou moins long mais qui ne doit ordinairement pas dépasser 1 à 2 heures. On peut faire plusieurs applications dans la journée; et dans un traitement régulier, on les fait quotidiennement, à des heures toujours les mêmes.

L'action prolongée d'un faible aimant produit d'abord des effets moins intenses, moins énergiques, moins appréciables, mais qui deviennent plus profonds, plus agréables et certainement plus profitables, surtout aux malades nerveux et sensitifs.

Dans tous les cas, chez les malades de ces catégories, un aimant faible ne présente aucun des inconvénients que l'on trouve quelquefois dans un aimant puissant.

Reconnaissant cet avantage, j'ai cherché quelle serait la forme à donner à un aimant de cette nature que l'on puisse porter sur soi la plus grande partie de la journée, sans aucune gêne, sans aucune fatigue.

Après plusieurs tâtonnements, j'ai adopté les *lames magnétiques* qui remplissent toutes

les conditions que l'on peut désirer. —
Comme avec les aimants plus forts, on peut
calmer et exciter, mais c'est surtout en
calmant que leur action est plus évidente.
Leur poids ne dépasse pas 30 grammes, y
compris les attaches, elles sont flexibles, ce qui
leur permet de prendre aussi exactement que
possible la forme de la partie sur laquelle on
les applique. Ces lames qui ont 27 millimètres de largeur et 26 centimétres de longueur,
revêtent deux formes : le n° 1 (fig. 7),
disposé pour la tête est courbé en demi-
cercle, le n° 2 (fig. 8), disposé pour le dos,
les reins, la poitrine, l'estomac, l'intestin est
presque droit. L'un et l'autre sont recouverts
d'un galon bleu au pôle positif (+), d'un
jaune, au négatif (—), et les pôles sont termi-
nés par un ruban qui permet de fixer la
lame autour du corps, sur la partie que l'on
veut actionner.

On peut faire usage de ces aimants pour
apaiser toute douleur, tout malaise causé
par une excitation quelconque, soit dans une
affection aigüe ou passagère, soit dans une
affection chronique. La propriété de ces
aimants est grande, mais il est facile de comprendre que l'on ne doit pas attendre de
leur action la guérison des maladies incu-

rables; mais dans tous les cas, on obtiendra toujours un soulagement plus ou moins sensible.

Pour atteindre ce but, on place la lame magnétique sur le siège du mal, ou en cas,

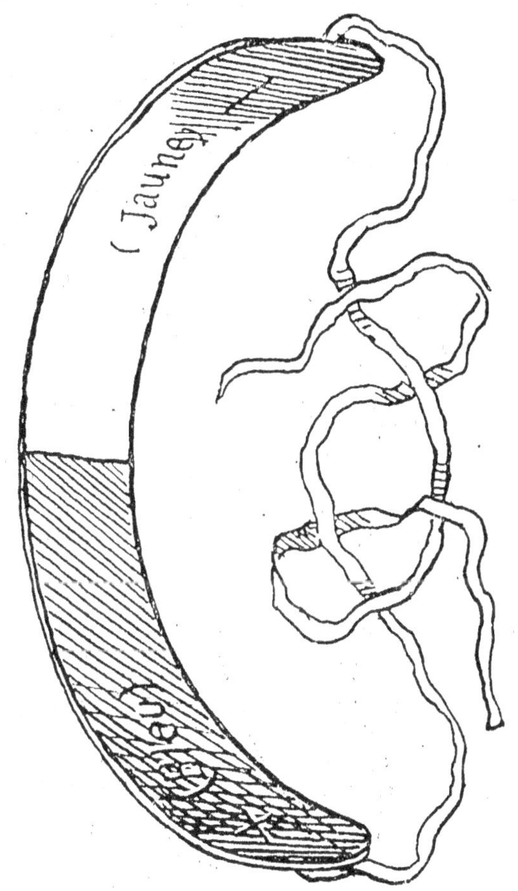

FIG. 7. — LAME MAGNÉTIQUE, n° 1

d'impossibilité, aussi près que possible, le

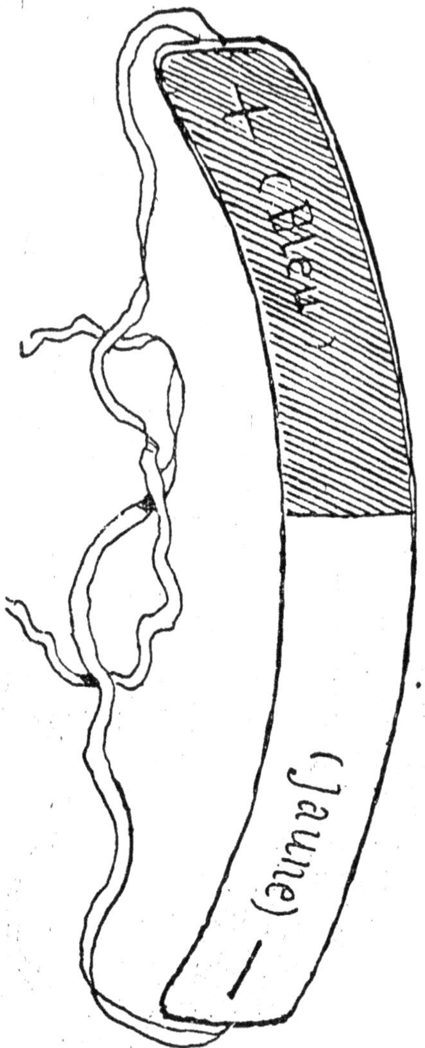

Fig. 8. — LAME MAGNÉTIQUE, n° 2.

pôle positif (bleu) sur le côté gauche, le négatif (jaune) sur le droit. Que l'application soit faite sur la nuque, sur le dos, sur les reins, sur l'intestin, sur l'estomac, sur la poitrine ou sur le front, le milieu de l'aimant qui est son point neutre (couture du jaune et du bleu), doit toujours se trouver sur la ligne médiane, la nuque, la colonne vertébrale, le nombril, le sternum, le milieu du front.

Quelquefois des crampes d'estomac, des migraines, des maux de dents, des névralgies atroces disparaissent complètement en cinq minutes; mais il faut ordinairement, surtout quand le malade est peu sensible, une application de 40 à 50 minutes pour obtenir ce résultat. Quand la douleur a disparu, pour éviter toute rechute, il est nécessaire de ne retirer l'aimant qu'une heure ou une heure et demie après.

En principe, pour les douleurs ou malaises passagers, on l'applique au moment où le mal se déclare. Le plus grand nombre des douleurs ou malaises périodiques ou intermittents peuvent être évités si l'application précède de quelques heures l'apparition des symptômes précurseurs du mal. Dans ces cas, et dans toutes les affections chroniques on devra faire une application quotidienne de 10 à 12 heures, soit pendant le jour, soit pendant la nuit. En la faisant pendant la nuit, on peut éviter l'insommie.

Avec de la persévérance et au bout d'un temps relativement court, bien des maladies chroniques qui font le désespoir des médecins et des malades disparaissent comme par enchantement, sans autre médication.

Pour mettre le malade en garde contre les contrefaçons qui ne manqueraient pas de se produire, les *lames magnétiques* sont déposées au tribunal de commerce et brévetés en France et à l'étranger.

Magnétisme terrestre. — La nature met partout à la disposition du malade des forces magnétiques d'une grande énergie. Le magnétisme terrestre qui paraît être la plus importante de ces forces, est aussi la plus facile à employer.

Nous savons maintenant que le corps humain peut être considéré comme un aimant, que l'aimant exerce sur lui une action considérable ; et nous voyons que le courant magnétique de la terre entraîne l'aiguille aimantée (de la boussole) dans une direction qui est toujours approximativement la même. Il

nous est également démontré que l'action de
ce courant peut produire sur le corps humain
des effets de calme et d'excitation qui sont
certainement applicables à la thérapeutique.

Le sommeil de la nuit et le repos qui en est
la conséquence, sont indispensable, à tous les
êtres vivants. Un malade qui dort bien, ne se-
rait-ce que pendant quelques heures, se trouve
toujours soulagé au réveil. Il est donc nécessaire de chercher à lui procurer la plus grande
somme de calme, lors même que ce calme
ne devrait durer qu'un moment. Tous les
malades pourront se procurer un calme plus
ou moins grand, qui aura pour conséquence
un sommeil réparateur, en prenant une position convenable par rapport au courant magnétique de la terre.

Dans toutes les maladies, excepté toutefois
dans quelques paralysies où les fonctions
ont constamment besoin d'être excitées, le
lit doit être orienté de telle façon que le malade ait la tête tournée vers le nord, ou en
cas d'impossibilité, vers l'est. L'orientation du
lit suffit souvent pour faire disparaître l'in-
somnie, les palpitations, les maux d'estomac,
les migraines et les divers malaises qui ne
sont pas la conséquence de lésions organiques.

Dans la journée, le malade qui a besoin

de calme en trouvera plus ou moins selon la nature de sa sensibilité, en s'asseyant la face tournée vers l'ouest, ou en cas d'impossibilité, vers le nord. Ceux qui ont au contraire besoin d'excitation, la trouveront dans une position opposée.

Tous ces principes sont applicables à l'état de santé comme à l'état de maladie. Observés à l'état de santé, on peut les considérer avec les plus puissants moyens de l'hygiène, comme préservatifs des maladies.

On peut également diriger le courant magnétique de la terre sur un organe pour le calmer ou l'exciter. Pour cela, on prend une tige quelconque — un manche à balai par exemple —, que l'on place dans la direction du méridien (direction de l'aiguille aimantée), et l'on obtient deux courants opposés aux extrémités de la tige : un courant positif vers le nord, un négatif vers le sud que l'on peut utiliser en se conformant aux indications précédentes.

Magnétisme électrique (électricité). — L'électricité bien comprise et bien dirigée peut rendre de grands services à la thérapeutique. Les physiciens et les physiologistes l'ont compris depuis longtemps et nous ont dotés, pour cet usage, d'un nombre considérable d'appareils divers.

Jusqu'à présent, le traitement électrique était fatalement abandonné au hasard, puisqu'ignorant la polarité, le praticien, quelqu'éclairé qu'il fut, ne faisait pas l'application de l'électricité conformément aux lois si simples que nous connaissons.

Il nous est suffisamment démontré que l'agent magnétique, qu'il émane du corps humain, de l'aimant, de l'électricité ou de tout autre corps, est partout de même nature; et quoique ne se comportant pas mathématiquement de la même façon dans tous les corps, qu'il n'en est pas moins soumis aux mêmes lois.

Il est dès lors facile d'appliquer l'agent électrique selon ses besoins, soit pour calmer, soit pour exciter.

Quels que soient les appareils que l'on emploie, on calme plus ou moins en appliquant l'électrode négative sur toute partie positive du corps humain; l'électrode positive, sur toute partie négative. On excite dans des conditions opposées.

L'électricité dynamique doit être préférée à l'électricité statique.

Pour l'électricité dynamique, les appareils

à courants continus nous présentent les plus grands avantages, malgré leur double inconvénient d'être généralement chers et encombrants. Avec les uns et avec les autres, on ne doit pas faire de longues applications, à cause du transport des matiéres décomposées de la pile d'un pôle à l'autre, ce qui produit souvent sur la peau des érosions douloureuses.

Comme pour l'aimant, j'ai reconnu que l'application prolongée d'un faible courant est, dans la généralité des cas, plus profitable que celle d'un courant énergique pendant quelques instants.

L'appareil qui nous donnerait pour l'électricité ce que les lames magnétiques nous donnent pour l'aimant, est encore à construire. J'étudie en ce moment plusieurs systèmes; mais il est probable qu'il me reste encore bien des essais à tenter, bien des expériences a faire pour arriver à établir un appareil réunissant toutes les conditions que j'exige. En attendant, on pourra faire soi-même, moyennant une dépense de quelques sous, un appareil qui, sans être élégant, n'en sera pas moins utile.

Pour cela, prendre une plaque de zinc et une de cuivre rouge d'égales dimensions, les séparer au moyen d'une pièce de drap épais humecté d'eau acidulée par un quinzième d'acide sulfurique, et attacher le tout ensemble avec une ficelle, de telle façon que les deux métaux ne soient pas en contact.

Cet appareil grossier constitue une pile qui a déjà l'immense avantage de nous donner l'électricité positive du côté zinc, l'électricité négative du côté cuivre. En l'appliquant sur la peau par l'un des côtés, on absorbe l'électricité propre à ce côté, et l'autre se perd dans les vêtements. Quand on veut calmer le côté gauche, on y applique le côté zinc; quand on veut l'exciter, le côté cuivre. Il en est de même pour le côté droit. De cette façon on peut alternativement calmer et exciter toutes les parties du corps avec le même appareil.

Avec deux piles de ce genre, on peut calmer ou exciter en même temps les deux côtés du corps. Pour éviter dans chaque pile la perte de l'une des deux électricités, on les réunit par un fil de cuivre que l'on fixe au zinc de l'une et au cuivre de l'autre.

Les plaques doivent être assez minces pour prendre la forme de la partie sur laquelle on les applique. On les place sur la peau en les maintenant avec une ligature quelconque.

Ces appareils élémentaires présentent des inconvénients. D'abord, si le drap est trop mouillé et que le liquide suinte, les vêtements, peuvent être détériorés par l'acide sulfurique ; d'autre part, le drap séche et le dégagement d'électricité diminue progressivement, pour disparaître à peu près complètement au bout d'un certain temps. Pour maintenir l'énergie suffisante, il est nécessaire d'humecter le drap tous les 2 à 3 jours.

Cés piles et les lames magnétiques peuvent s'appliquer dans les mêmes cas sur le siège du mal, ou en cas d'impossibilité, aussi près que possible. Toutefois, quand il y a malaise général, lourdeur de tête, agacement, ennui, on place les piles aux mollets, ou mieux encore à la plante des pieds. L'application peut durer 8 à 10 heures, et se faire soit pendant le jour, soit pendant la nuit.

Magnétisme minéral. — Les cristaux pourraient servir comme les aimants, mais il est difficile de se les procurer.

Les métaux peuvent être d'une grande utilité dans bien des maladies, mais leur application présente d'abord une certaine difficulté. C'est que tous n'agissent pas de la même façon sur tous les tempéraments. Le

11.

malade est obligé de procéder à un examen métalloscopique afin de trouver le métal qui lui convient le mieux. Pour cela, il doit essayer successivement les métaux qu'il a sous la main, le cuivre, le fer, le zinc, l'étain, l'or, l'argent (on peut prendre des pièces de monnaie); puis l'aluminium, le platine, le nickel, le cadmium, etc., pour s'arrêter à celui qui aura donné la plus grande somme d'action. Selon qu'il aura besoin d'être calmé ou excité, il fera l'application à droite ou à gauche, au front ou à la nuque, soit en contact avec la peau, soit par dessus les vêtements, s'il est doué d'une certaine sensibilité. Il peut également la faire sur le siège du mal, sur les bras, sur les jambes, à la plante des pieds, en observant bien entendu les lois de la polarité. Le malade fera bien de choisir deux métaux, l'un positif, l'autre négatif, afin de pouvoir faire les applications sur les deux côtés du corps, soit pour calmer, soit pour exciter.

On peut se servir de plaques minces plus ou moins grandes qu'on laisse toujours en place pendant plusieurs heures. Dans la généralité des cas, l'application peut durer la moitié de la journée, et se faire soit le jour, soit la nuit.

Pour l'action minérale comme pour les

autres actions, l'expérience sera d'ailleurs le meilleur guide.

Les métaux acquièrent une plus grande énergie quand ils sont soumis à l'action du magnétisme humain, à celle de l'aimant ou du calorique, en observant de magnétiser positivement les métaux positifs, négativement les métaux négatifs.

Magnétisme lumineux et colorifique. — La lumière du soleil excite le côté droit, calme le gauche. On peut tirer de ces actions certains avantages, surtout dans les affections chroniques.

La lumière qui traverse un verre coloré, devient une source considérable de force magnétique, qui peut être d'un grand secours dans toutes les affections. Pour obtenir les plus grandes sommes d'actions, on choisira l'indigo et le jaune. Le premier qui est positif calme à gauche, excite à droite; le second qui est négatif calme à droite et excite à gauche.

Comme le jaune laisse généralement le malade sous une impression désagréable, on peut au besoin se contenter de l'indigo, car l'action produite sur un seul côté retentit toujours sur tout l'organisme.

Dans les maladies aiguës et dans quelques affections nerveuses, le plus grand nombre des malades se trouvent fort bien d'être complètement plongés dans la lumière qui leur convient, c'est-à-dire dans une chambre où les vitres des fenêtres sont remplacées par des verres de couleur.

En agissant sur l'ensemble de l'organisme, les forces positives quelles qu'elles soient sont toujours plus agréables que les négatives. Pour cette raison, les malades préfèrent une couleur positive qui varie, selon leur sensibilité habituelle et la nature de leur maladie, du rouge clair au bleu foncé et à l'indigo. Dans ce cas, l'action de la lumière colorée, sauf de rares exceptions, doit être permanente. Dans les affections chroniques, on pourra se placer, une ou deux fois par jour, à des heures toujours les mêmes, au soleil, sous un verre indigo, qui peut donner la plus grande somme de calme ou d'excitation. Les séances, sauf ces rares exceptions, ne devront pas durer plus d'une heure.

Substances magnétisées. — Un des plus puissants auxiliaires de tout traitement, consiste dans l'usage de substances magnétisées.

On peut magnétiser les vêtements, les objets dont on se sert, les aliments solides et et les aliments liquides, mais ces derniers doivent avoir la préférence. Les liquides — vin, lait, bouillon, tisanes — peuvent être pris purs ou mélangés à d'autres liquides. On peut les prendre à toute heure de la journée, mais de préférence aux repas, en se levant et en se couchant.

La substance magnétisée positivement devient acide et excite les fonctions de l'estomac; la substance magnétisée négativement devient alcaline et diminue l'activité désordonnée de l'estomac. L'équilibre de la santé tenant beaucoup aux fonctions de cet organe, il s'en suit que si l'on parvient à les rétablir dans leur intégrité, on obtient la guérison complète d'un certain nombre de maladies et le soulagement de presque toutes les autres.

Tous les corps, forces ou agents de la nature sont capables de magnétiser la substance exposée à leur action. Les moyens les plus pratiques sont l'action humaine et celle des aimants. On magnétise positivement une substance, de l'eau, par exemple, en tenant dans la main droite le verre ou le vase qui la contient, ou en dirigeant les doigts en pointe au-dessus du liquide, pendant 4 à 5 minutes.

On peut aussi la magnétiser en l'exposant au pôle positif de l'aimant, pendant un temps d'autant plus long que l'aimant est plus faible. Avec un aimant d'une force de 5 kilog., 6 à 10 minutes suffisent. On magnétise la substance négativement en agissant de la même façon avec la main gauche, ou en l'exposant au pôle négatif de l'aimant. A défaut d'aimant, on peut utiliser le courant magnétique de la terre. Pour cela, on prend une tige quelconque, un manche à balai, par exemple, que l'on place dans la direction du méridien. Pour magnétiser la substance positivement, ou la place au nord de la tige; pour la magnétiser négativement, on la place au sud. 20 à 25 minutes suffisent pour la saturer d'une façon suffisante. On peut aussi employer le calorique.

Les substances magnétisées par toute force autre que celle du corps humain, ne doivent pas être exposées au feu, car elles perdent immédiatement leurs propriétés.

DIRECTION D'UN TRAITEMENT

En commençant un traitement magnétique on doit supprimer tout traitement médical et n'observer que ce qui est relatif à l'hygiène.

En principe je ne suis pas ennemi des moyens dont le médecin dispose, mais dans l'état actuel de ses connaissances, les remèdes qu'il prescrit, un peu au hasard, sont trop souvent nuisibles pour qu'on les emploie, concurremment avec le magnétisme, sans avoir la certitude expérimentale qu'ils produiront tous les effets qu'ils produisent quelquefois, dans des cas analogues, sans nuire au fonctionnement du reste de l'organisme.

Contrairement à ce que pensent un certain nombre de personnes, la foi n'est pas nécessaire. Il suffit de se soumettre à l'action sans avoir la volonté d'y résister, sans aucun parti pris, je dirai même avec la plus complète indifférence, et l'on obtiendra toujours des effets plus ou moins satisfaisants. La confiance que certains malades ont dans la personne du médecin et dans les moyens qu'il emploie, aide quelquefois à l'efficacité du remède. Il en est de même en magnétisme. Un abandon complet de la part du malade, le désir de guérir, la confiance en l'efficacité des procédés sont, comme en médecine, les meilleures conditions pour retirer les plus grands avantages de l'action magnétique.

Dans les maladies aiguës les plus violentes, on fait souvent disparaître en quelques instants, l'agitation, les crampes, les spasmes, l'état comateux, le délire et tous les symptômes inquiettants. La fièvre diminue d'intensité, le pouls se régularise et le malade, s'assimilant des forces nouvelles, éprouve bientôt un calme et un bien-être inaccoutumés.

C'est surtout dans les cas les plus graves que l'on agit avec le plus de promptitude et d'efficacité. On accélère la marche de la maladie, on soutient, on augmente les forces médicatrices de la nature et l'on provoque des réactions, des crises salutaires qui déterminent la guérison.

Dans ces affections, la dépense est rapide et les forces du malade s'épuisent rapidement. Il est donc indispensable de magnétiser souvent. Pour faciliter l'assimilation de l'agent magnétique, on doit faire des séances de 10 à 20 minutes répétées, si possible, 3 et même 4 fois par jour.

Quand l'organisme est épuisé par une longue suite de souffrances, qu'il y a prostration, abattement prolongé, on doit exciter doucement le cœur et les centres nerveux, pour faire sortir le malade de la torpeur dans laquelle il est plongé. Quand il y a évanouissement, syncope, mort apparente, on doit exciter le plus fortement possible le cœur et l'épigastre (région de l'estomac) par l'action digitale, par des frictions énergiques et des insufflations chaudes.

Dans presque tous les autres cas, on doit calmer le plus possible, en agissant soit par le contact, soit à une distance de 1 à 2 mètres.

Quand le malade est au lit — c'est la généralité des cas, — le regard et les passes longitudinales dirigées très lentement de la tête aux pieds, exercent une action calmante très profonde. Pour cela, on prie le malade de se coucher sur le dos, si possible, et l'on se place en face de lui, au pied du lit.

Les agents qui peuvent servir d'auxiliaires à l'action humaine dans les affections aiguës sont très limités. En dehors des séances, on pourra appliquer un barreau aimanté sur les jambes, si le malade est couché en position convenable, ou mieux encore une lame magnétique sur l'estomac, sur la poitrine ou sur la tête, pendant un temps plus ou moins long. Le lit sera toujours orienté de telle façon que le malade ait la tête vers le nord, on fera constamment usage de substances magnétisées, et l'on pourra essayer l'action de la lumière colorée.

Dans les maladies chroniques, rien ne presse. On souffre souvent depuis de longues années ; quelques jours, quelques semaines même, ne suffiront pas pour que la maladie se complique d'une façon appréciable. Le malade peut donc prendre son temps, choisir avec soin le magnétiseur ou les moyens auxiliaires qu'il désire employer, et ne se soumettre à l'action qu'au moment où il aura la certitude de pouvoir suivre le traitement, d'une façon régulière, pendant un temps convenable.

L'action magnétique réveille souvent des douleurs qui ne se faisaient plus sentir depuis quelque temps, et en provoque d'autres que l'on a pas encore éprouvées. La raison de ces effets est facile à comprendre. — Quand on agite un liquide qui contient un dépôt, on en trouble la limpidité. Il faut un certain temps pour que le dépôt reprenne sa place au fond du vase, que le liquide s'épure et que sa limpidité ordinaire reparaisse. Or, le magnétisme agite le vase humain, secoue et met en mouvement les dépôts impurs qui croupissent dans l'organisme et troublent les fonctions. Un malade abandonné à lui-même au moment de cette perturbation, est exposé à rester plus malade qu'au début du traitement, car les forces de la nature peuvent bien ne pas être assez puissantes pour opérer le travail d'élimination qui doit purifier l'organisme et rendre la santé. Dans certains cas, la vie même est exposée. Il est donc nécessaire de s'armer de courage, de s'attendre à des réactions plus ou moins violentes qui sont le gage de la guérison, et à ne pas interrompre le traitement, surtout quand une réaction se prépare.

Quelques maladies, malgré leur ancienneté et la gravité apparente des symptômes qu'elles présentent, disparaissent en une seule séance; mais dans la généralité des cas, il faut des semaines et souvent 2 à 3 mois d'un traitement régulier pour obtenir ce résultat.

Sous l'empire des forces médicatrices de la nature qui sont sollicitées, fortifiées par l'agent magnétique, il se fait un double travail de dissociation et de désagrégation, d'absorption et d'élimination, dont le but final est de débarrasser l'organisme de tout ce qui entrave son fonctionnement.

La durée des séances doit varier avec la nature de la maladie et la sensiblité des malades. Il en est qui sont complètement saturés en quelques instants, tandis que chez d'autres, au contraire, cette saturation ne semble jamais complète. Malgré cela, les résultats ne diffèrent ordinairement que du plus au moins, et celui qui n'éprouve rien d'appréciable au début du traitement, n'en trouve pas moins sa guérison.

Une séance de 15 à 20 minutes suffit à quelques malades; tandis que pour d'autres, il est indispensable de prolonger l'action pendant 40 et même 50 minutes.

Les uns guérissent rapidement avec une séance tous les deux jours; les autres, et c'est le plus grand nombre, ont besoin d'être magnétisés régulièrement tous les jours. Dans quelques maladies anciennes et compliquées, on peut même faire deux séances par jour. Quelle que soit la périodicité des séances, celles-ci doivent avoir lieu à des heures toujours les mêmes.

Souvent, pendant la séance ou immédiatement après, il se produit une crise, une réaction qui se caractérise par une chaleur plus grande de la peau, par de la moiteur aux mains, et quelquefois par une légére transpiration. La circulation se régularise, les mouvements deviennent plus libres, le malade éprouve déjà une modification. Quand cette réaction se produit au cours de la séance, on peut cesser toute action, l'effet ne saurait être plus complet. Bientôt, le sommeil deviendra meilleur, les évacuations se régulariseront et un mieux appréciable se fera sentir.

Une crise quelle qu'elle soit, est toujours l'indice d'un effort que fait la nature pour vaincre le mal. Quand elle se déclare au cours de la séance, il ne faut jamais l'interrompre, mais chercher au contraire à favoriser son développement. Dans tous les cas, on ne doit jamais abandonner le malade avant que la crise ne soit complètement achevée.

Dans les affections qui sont caractérisées par des engorgements, des obstructions, des dépôts, il se produit au bout d'un certain temps, des réactions d'une nature toute particulière. Ce sont d'abord des malaises physiques et moraux assez difficiles à décrire; puis des douleurs vagues un peu partout, des transpirations abondantes et fétides, des éruptions, des vomissements, de la diarrhée, des émissions d'urine plus abondantes que de coutume, brûlantes, fétides et chargées de différents principes. Une fièvre plus ou moins intense se déclare, une vive inquiétude s'empare du malade et l'activité désordonnée des sens peut donner lieu à des hallucinations de toute nature. Au bout de 3 à 5 jours, la réaction se termine par des crises plus violentes et plus longues, par des convulsions, de l'agitation, et quelquefois même par des accès de délire et d'extase.

Tous ces effets nous indiquent assez que le principe du mal a été profondément agité, que le dépôt vient d'être désagrégé et chassé de l'organe ou de la région où il avait fait élection de domicile, qu'il a pénétré dans la circulation, et qu'il est enfin éliminé, expulsé par les voies naturelles.

Ces crises qui sont quelquefois d'une violence inouïe, ne laissent pas sans inquiétude ceux qui ne sont pas familiarisés avec ce combat des forces de la nature. Le praticien qui comprend le mécanisme de cette action dans toute sa simplicité, sait qu'il n'y a rien à craindre, qu'avec un peu d'aide, les forces conservatrices de la vie auront l'avantage sur les forces destructives; et que si la nature livre un combat, c'est qu'elle est suffisamment préparée à la lutte. Donc, quelque fortes que soient ces réactions, elles ne présentent aucun danger. Le magnétiseur doit constamment veiller sur le malade, le magnétiser pendant quelques instants, aussi souvent que possible et redoubler de vigilance pour modérer les accès quand ils menacent de devenir trop forts, ou pour exciter ceux qui s'annoncent et tardent trop longtemps à se déclarer.

Quand une réaction de cette importance est achevée, le malade se trouve dans un état de fatigue extrême, mais il n'éprouve plus rien de ce qu'il éprouvait avant et pendant le traitement : il a conscience qu'il est radicalement guéri. Il est encore nécessaire de le magnétiser pendant 10 à 15 jours, pour lui permettre de reprendre les forces qu'il a perdues ; mais pour l'habituer progressivement à se passer de l'action magnétique, on diminue peu à peu le nombre et la durée des séances.

Contrairement à ce qui se passe quand une affection quelconque est guérie par les procédés ordinaires de la médecine classique qui, en guérissant un organe, en rend souvent plusieurs autres malades, la convalescence est très courte. L'organisme a été ébranlé par la violence de la réaction, mais comme le malade n'a ingéré aucun poison, il n'y a aucune élimination à faire et l'équilibre des forces se rétablit promptement.

Dans la plupart des maladies nerveuses et dans celles qui ne sont caractérisées que par un simple dérangement de l'équilibre, soit par diminution de l'activité organique, soit par exagération de cette même activité; en un mot, dans le plus grand nombre des cas où il n'y a pas de dépôts intérieurs, la guérison se fait peu à peu, sans réactions violentes, et quelquefois même sans que le malade et le magnétiseur puissent s'expliquer comment.

Le magnétisme ne guérit pas à la façon du plus grand nombre des médicaments, c'est-à-dire en *endormant* la douleur, en *immobilisant*, en *paralysant* pour quelques temps le principe morbide qui s'est développé dans nos organes. Il réveille au contraire de sa torpeur, met en mouvement et pousse dans la circulation, pour l'expulser ensuite, tout ce qui entrave le fonctionnement de l'organisme; et tant qu'il séjournera un atôme de principe morbide dans les nerfs, dans le sang, dans les muscles, le malade en sera averti par une douleur plus ou moins vive. C'est pour cette raison que le magnétisme peut guérir non seulement la maladie que l'on a présentement, mais celle que l'on est susceptible d'avoir dans un temps plus ou moins long et qui existe déja, à l'état latent, dans les profondeurs de l'organisme. Ainsi, il arive très souvent qu'en magnétisant un malade atteint d'une gastrite, par exemple, on réveille, au bout de 8 à 10 jours, des douleurs rhumatismales qui ne se faisaient plus sentir dépuis plusieurs années. Le principe morbide, cause de la douleur était là, à l'état de repos dans les muscles et n'attendait qu'une excitation quelconque pour manifester sa présence. L'agent magnétique qui agite, ébranle tout l'organisme, le force à circuler et la douleur reparait. Une première fois, la médecine a immobilisé, engourdi, paralysé ce principe et la douleur a momentanément cessé de se faire sentir. Il n'en sera pas de même avec le magnétisme. Avant même que la gastrite disparaisse, une ou plusieurs crises douloureuses se feront sentir; le principe morbide sera agité, désagrégé, chassé de sa retraite et poussé dans la circulation, pour être bientôt expulsé par la transpiration, et surtout par les urines, ou l'analyse chimique pourra le retrouver.

Pour augmenter, prolonger l'action du

magnétisme humain, on peut utiliser isolément, alternativement ou en les combinant
ensemble, de façon à obtenir la plus grande
somme d'action, toutes les forces que nous
connaissons, et particulièrement celles qui
sont décrites au chapitre précédent. Dans
tous les cas, on fera constamment usage de
substances magnétisées.

Le magnétisme simplifie l'art de guérir et
met cet art à la portée du malade, qui peut
désormais devenir son propre médecin.

Aujourd'hui, la tâche est rude pour le
malade qui veut se guérir d'une maladie
dont il souffre quelquefois depuis 20 ou 30
ans, malgré les traitements les plus divers
que la médecine officielle y a opposés. Les
fonctions sont éxagérées, altérées, per-
verties ou abolies, la désorganisation des
tissus est grande, quand elle n'est pas complète et la réparation est difficile; mais dès
que, dans toutes les classes de la société, on
comprendra la médecine magnétique dans sa
merveilleuse simplicité, il n'y aura plus de
maladies chroniques. Les indispositions, les
malaises qui sont les symptômes avant-
coureurs du plus grand nombre des maladies
aiguës, se dissiperont immédiatement sous

la main du malade ; et quand l'invasion aura été aussi rapide qu'inattendue, que la période aiguë sera déclarée, la maladie disparaîtra encore comme par enchantement, sous la main bienveillante d'un voisin, d'un ami sympathique.

FIN

TABLE DES MATIÈRES

PREMIÈRE PARTIE

DÉMONSTRATION

DEUXIÈME PARTIE

APPLICATION

LIBRAIRIE DU MAGNÉTISME
5, *Boulevard du Temple*

Extrait du Catalogue

Docteur Burq. — *La métallothérapie à Vichy, contre* le diabète, in-8. 1 fr. 50

Dr Bertrand.—*Traité du Somnambulisme et des mo*difications qu'il présente, in-8°. 7 fr.

Bué (A). — *La Vie et la Santé*, ou la médecine est-elle une science ? 2e édition. 2 fr.

Cahagnet. — *Lettres odiques-magnétiques* du chevalier de Reichenbach, traduites de l'allemand, in-18, 1853. 1 fr. 50
— *Thérapeutique magnétique*, in-12, 1882. 5 fr.

Chevillard. — *Études expérimentales sur certains phénomènes nerveux* et solution rationnelle du problème dit Spirite, 4e édition, revue, corrigée et précédée d'un aperçu sur le magnétisme animal, in-8. 2 fr.

Dalton. — Physiologie et hygiène des écoles, des collèges et des familles, in-18, avec 78 fig. 4 fr.

Ellenberger. — *Révélation, cabale, magnétisme.* Traduit de l'allemand et annoté par Streiff de Mastadt, in-8. 1 fr.

Dr Espinouse. — *Du Zoomagnétisme*, son existence, son utilité en médecine. 2 fr. 50
— *Guérison certaine du choléra*, en quelques heures, même dans les cas désespérés, brochure in-8. 20 cent. par la poste. 25 cent.

Goupy. — *Explication des tables tournantes, des médiums, des esprits, et du somnambulisme*, par divers traités de cosmologie, suivie de la Voyante de Prévorst. 9 fr.

Lafontaine (Ch.). — *Mémoires d'un magnétiseur*, 2 volumes in-18. 7 fr.
— L'*Art de magnétiser*, 5e éd., 1886, in-8. 5 fr.

J.-B. Lecomte. — *Études et recherches sur les phénomènes biologiques* et sur leurs conséquences philosophiques, 1884, in-18. 1 fr.

Potet (baron du). — *Le magnétisme opposé à la médecine*, Histoire du magnétisme en Angleterre, in-8. 6 fr.

— *Traité complet du magnétisme animal*, cours en
12 leçons, 4e édition, revue, corrigée et considérablement augmentée, in-8.   8 fr.
— *Manuel de l'Etudiant magnétiseur*, ou nouvelle
instruction pratique sur magnétisme, 4e édit. in-16, avec
18 figures.   3 fr. 50
— *La Magie dévoilée*, ou principes de sciences occultes, 2e édition, in-4, avec gravures, relié.   50 fr.

La Librairie Magnétisme édite les ouvrages traitant du Magnétisme, et rassemble tous les meilleurs ouvrages des éditeurs
de Paris et de la Province, sur l'hypnotisme, le spiritisme, la gra-
phologie et les sciences dites occultes.
(Demander le Catalogue).
Elle échange ou achète tous ouvrages anciens traitant du Magnétisme, de la Magie, de la Cabale et des sciences dites occultes, ainsi que les gravures, portraits, vignettes, autographes, etc.,
ayant trait aux mêmes sujets.

Le Journal du magnétisme, fondé en 1845,
par le baron POTET, paraît tous les mois, sous la
direction du professeur H. DURVILLE.

Abonnement : 6 francs par an ; le n°, 50 centimes.

La collection se compose aujourd'hui de 22 volumes.

Prix de la collection complète : 300 francs, y compris
l'abonn. à l'année courante ; chaque vol. séparé, 15 fr.

AIMANTS

Lames magnétiques du professeur H. DURVILLE,
déposées et brevetées en France et à l'étranger :
Lame magnétique n° 1, pour la tête........   3 fr.
—   n° 2, pour le dos, la poi-
                trine, l'estomac, l'intestin.   3 fr.
Barreau aimanté de 30 centimètres de long.   4 fr.
Aimant en fer à cheval, force portante, 5 kilog., 25 »
—   8 —   35 »
—   10 —   45 »

Boussole, cuvette argent, diamètre extérieur
18 millim., pouvant être suspendue à la chaîne
de la montre.............................   3 fr. 50

BIBLIOTHÈQUE DU MAGNÉTISME
5, *Boulevard du Temple.*

La *Bibliothèque du Magnétisme* se compose de 4000 volumes sur le magnétisme, la psychologie et les sciences dites occultes, et d'un nombre considérable de gravures, portraits, autographes et documents divers, qui constituent de volumineuses archives.

Pour faciliter l'étude du magnétisme, tous les ouvrages sont confiés au public aux conditions suivantes : Abonnement de lecture : un an, 15 francs ; 6 mois, 8 fr. Les volumes sont loués au prix de 5 centimes par jour, à ceux qui ne sont pas abonnés. Ils sont confiés contre nantissement et adressés, aux frais des emprunteurs, dans toute l'Europe.

Le nantissement est de 10 francs pour les ouvrages ordinaires; pour les ouvrages rares et précieux, on traite de gré à gré. Le nantissement est rendu au retour de l'ouvrage prêté.

CLINIQUE DU MAGNÉTISME
5, *Boulevard du Temple.*

La *Clinique du Magnétisme* a pour objet principal l'enseignement du magnétisme et son application à la thérapeutique.

Les cours ont lieu du mois d'octobre au mois de juin.

La clinique reçoit en traitement les malades de toute condition qui ne peuvent pas se guérir eux-mêmes.

Les indigents sont reçus gratuitement, les mercredis et les samedis, à 3 heures du soir.

Un registre dit *Journal des traitements* est tenu au jour le jour. Les noms, l'âge, le tempérament des malades ; la nature, la cause, les symptômes des maladies y sont inscrits et les résultats de chaque jour, soigneusement notés.

Un autre registre, le *Livre des observations*, reçoit les impressions et observations des visiteurs.

Un médecin est attaché à l'établissement en qualité de chef de clinique.

Imp. Ramolini et Cie, 4, rue Censier.

www.ingramcontent.com/pod-product-compliance
Lightning Source LLC
LaVergne TN
LVHW051025200726
843508LV00001B/266